声のサイエンス
あの人の声は、なぜ心を揺さぶるのか

山﨑広子 Yamazaki Hiroko

NHK出版新書
548

はじめに

突然ですが、あなたが生涯にもっともたくさん聞く「音」はなんでしょうか。

それは、あなたの「声」です。「声というのは音なの？」と思われるかもしれませんが、正確に言えば「声という音」です。生まれてから死ぬまで、決して離れることなくともにある自分自身の声が、あなたが生涯にもっとも多く聞く音です。

さて、あなたはそんな自分の声が好きですか？

私が行った調査では、なんと約八〇パーセントの人が「自分の声を嫌い」と回答しました。「自分の声が好き」だという人はわずか五パーセント。あとの一五パーセントほどは「よくわからない」という回答。その後、自分の声を録音して聴いたことがある人を対象に再調査を行ったところ、九〇パーセント超の人が「自分の声を嫌い」だと答えたのです。

調査対象は一六歳から七五歳までの男女一〇〇〇名ほど。その中には若者や働き盛りの方たちも多く含まれています。

生まれたときからほぼ毎日出してきた声、自分の思いを伝え、人とのコミュニケーションに欠かせない自分の声。それを嫌悪しながら使っている人がこれほど多いことには驚きました。しかも客観的に録音された声、つまり自分以外の人に聞こえている声をより嫌う。これはとても残念なことです。

では、「いい声」になるためのトレーニングをすればいいのでしょうか。よく通る声や大きい声を出すための方法論、あるいははっきり発音するとか上手に話すなど、ヴォイス・トレーニングやスピーチ・テクニックに類することは、さまざまな方法が紹介され、数多くの本が出版されています。

ですが、本書はそうしたハウツーやテクニックを紹介する本ではありません。声を変えることは、ある意味でとても簡単なことだからです。声は、口の開け方や喉頭《こうとう》（喉仏《のどぼとけ》）の周囲の筋肉の脱力、呼気の強弱や身体の重心などで簡単に変わります。七色の声どころか何百色もの声を人は出すことができます。もちろん、誰にでもです。しかしそうやって変えた声は人生を通じての味方になり得るでしょうか。

この本では、「声」とは何かということ、さらに「声という音」の自他への大きな影響力についてお伝えしたいと思います。本書のタイトルは『声のサイエンス』ですが、「サイエンス」の語源はラテン語のscientia（知識）であるように、心理学分野や脳科学、文化人類学的な知識を取り混ぜて、存分に「声の力」について知っていただき、そのうえであなた自身の声の力を手にしていただきたいと思っています。声の力を使うためには、その場しのぎで声を変えても意味がありません。

まず知っていただきたいのは、声を作るのは脳だということです。自分の声が嫌いな八割の人は、脳が嫌いにさせていると言えるでしょう。それは「脳が出したい声」ではないからです。本書では、声と脳という観点から、脳が望む声になる方法をお伝えします。それぞれが持つ唯一無二の「脳が望む声」。それは何ひとつ持たなくても、**あなたの身ひとつで人に思いを伝え、人の心を動かし、そして自分自身を心身から変えていくことができます。それは、これからの人生を変えるほどの力となり得るでしょう。**

声の力は誰もが持っています。話すのが苦手？　声が悪い？　そんなことは関係ありません。また、声の力を使っていくのに年齢も性別も関係ありません。あなたが一六歳でも四〇歳でも九〇歳でも、あなたには、あなたの望む生き方の味方となる声があります。

声を出す医学的、解剖学的な仕組みは耳鼻咽喉《いんこう》科分野によってほぼ解明されています。

耳の構造や音を受け取る機能も解明されています。しかし、声が聴覚からどのように脳に取り込まれるか、脳でどのように作用して心身にどのような影響を与えるか、ということが研究され始めたのは、つい最近のことです。言語の理解や生成については、脳科学の分野でさかんに研究されてきましたが、声という音が脳で何を起こすのか、ということは、ほとんど手がつけられずにきたのです。

私は音が心身に与える影響を主に音響心理学、認知心理学をベースに研究し、調査してきました。この本は私自身のそれらの経験とともに、世界の最新の研究成果を踏まえて、先ほど触れた「声の影響力」を明らかにすることで、声そのものの不思議で素晴らしい力を知り、それをご自身の人生に役立ててもらいたいと思っています。

自分の声にいつも自覚的だという人は、残念ながら日本では少数派です。しかし、声はいつでもどこでも使える有用な道具であり、どんな困難の中にあっても自分で人生を切り開いていくための最強の武器であり、あなたの心身の健康を強力にサポートする治療師でもあります。それほど素晴らしいものを、私たちは誰もが持っています。

しかし、声とはなかなかに複雑なものです。自分の意志で発声し、聴き取っているようでいて、実際にその働きのほとんどを担っているのは無意識の領域である聴覚と脳です。

自覚できない部分で起こっていることゆえ、その仕組みや影響を説明することもまた難しいのですが、さまざまな分野にまたがり、また実例やエピソードを交えながら、できるだけわかりやすく解説することを心がけました。

本書は三部構成になっています。第一部では、声の持つ本当の力についてまずは知っていただくために、声のメカニズムと発声の仕組み、そして私たちひとりひとりの声が形成される過程についてお伝えします。第二部と第三部ではそれを踏まえ、本書で扱う声の力を「他者への影響力」と「自分自身への影響力」の二つに分けて、それぞれ、声が他者の心にどう作用しているのか、そして自分の声が自分自身にどのように影響しているのかを、豊富な具体例を通して解説していきます。

声に意識を向けることとは、モノクロからカラーへのスイッチを入れるようなものです。声の世界は、とても複雑な彩りに満ちています。それは日々、多くのことを教え、生命の叡智《えいち》にすら触れさせてくれます。

まだほとんど知られていない声の世界へ足を踏み入れてみてください。声の力が人を動かし、自分自身を心身ともに「変えていく」ということが、決して大袈裟な表現ではないということが、きっとわかっていただけると思います。

なお「聴く」と「聞く」という二つの漢字の混用について説明しておきます。「聞く」は門の真ん中に耳がありますね。耳に入るだけの場合、それから言葉として脳に取り込まれる場合には、この「聞く」を使用します。意識して聴覚を使う場合と、自分では意識していないが音として脳に作用する場合には耳へんの「聴く」をおもに使います。

とはいえ、厳密に分けられない場合も多々あります。一応はこのようなルールで区別していることだけ、頭の片隅に留め置いていただけると幸いです。

声のサイエンス――あの人の声は、なぜ心を揺さぶるのか　目次

はじめに……3

第一部　声はあなたのすべてを晒す……17

第一章　聴覚、脳の驚くべき仕組み……18

声にどれだけ自覚的？
声という音の影響力
人は語られた言葉より、声によって動かされている
理性を司る新皮質、快・不快を感じる旧皮質
人間は生まれる前から音で世界を認識する
いかなる発音をも聴きとる新生児の驚異的な聴覚
声は履歴書以上に個人情報を晒す！
背が高いと声は低く、低いと高い

人は無意識に声の情報を読み取り、イメージングしている
音が聞こえる仕組み
人は「本当の現実」を決して認識できない
聴覚の不思議——音を選んで音にフォーカスする、言葉の隙間を埋める
言葉と声の関係

第二章　病気になるとどうして声が変わるのか……45

声帯だけでは声は出ない？
声帯原音が声になるには
声道は生まれてからも進化を続ける
声専用の器官なんてない！
だから声には身体のすべてが出る
声の変化に敏感に
顎の出っ張りの謎

第三章　あなたの声は社会によって作られている……61

身の回りの音があなたの声の癖を作る
環境によって作られる民族の声の特性

日本の伝統的美意識は雑音にあった
日本人女性の声は異常に高い
社会の不安感は声に現れる
マニュアル化される声
自らの声に自覚的になるということ

第二部 人を「動かす」声の力……79

第四章 教会の天井はなぜ高いのか……80

私たちを取り巻く声の影響力
五〇〇〇年前の遺跡にある「不思議な部屋」
石の壁を背にしたキリストの声
洞窟で啓示を受けたムハンマドの声の秘密
仏教の経典は声で取捨選択された?
カトリック教会の天井が高いわけ
口伝の達人は声で伝え人を動かす

第五章　政治家の声はどこまで戦略的？……98
声の力を増幅させる音声メディアの登場
ラジオを使いこなした大統領
テレビ討論をチャンスに変えたケネディ
戦争の世紀に声が果たした役割
政治家の声は世界の情勢を反映している
国会中継で嘘つきがわかる
声の力を使えている日本の現職政治家は？
音声メディアが引き起こしたルワンダの悲劇

第六章　ブルーハーツの歌はなぜ若者の心をつかんだのか……122
人間の進化は歌声とともに
声の奥深い世界——歌は人間の奇跡
ユーミンが四〇年以上も支持される理由
B'z稲葉浩志の歌声はアスリートのよう
パワフルさとか弱さが同居するドリカム吉田美和の歌声の魅力
歌声がダイナミックに変化した星野源
安定感がないのに引き込まれるスガシカオの歌声

甲本ヒロトの声はなぜ人の心をつかむのか
大会場で歌う歌手への警告、イヤーモニターの弊害
歌声という贈り物

第三部　自分を「変える」声の力……147

第七章　どうして人は自分の声が嫌いなのか……148
生命の根源にかかわる影響力
「自分の声を好きか嫌いか」という問いの裏側にあるもの
人前で話すことの苦手意識と自己への無能感は比例する
「みんなと揃えて！」――教育によって抑圧される声
自分の声を知ることからすべては始まる
なぜ自分の声に向き合うことが大切なのか
脳はあまりにも多くを失認している
自分の声を聴いて感じる
自分がいかに相手の話を聞いていないか
はっきりわかった作り声
声に出てしまっていた感情

自分で自分の声を分析することで自分がわかる

第八章　私たちの「本物の声」とは……170
声の力とは「本物の自分の声」を使うこと
「心身の恒常性に適った声」とは
本物の声が持つ真実性
身体は声を通して警告を発している
本物の声を見つけるには
「いいな」と思う声を何度も意識して録音する
聴覚フィードバックのなせるわざ
騙される聴覚——聴覚を記憶が覆う
「脳内テンプレート」が聴覚をごまかす
本物の声は自分にしかわからない

第九章　自分の声を定着させるには……195
脳の自動補正機能とは
自動補正機能が勝手に働くとき
ただ声を出し続ければ発動するのか？
呼吸と姿勢で声を活かす

長く話して酸欠になったときには肺を浄化
スピーチの緊張を一瞬で解消する
演説の名手は瞬きをしない

第十章　声はあなたの人生の味方……212
声によって情動が生まれ、脳内物質が作り出される
声の影響力は自分自身に及ぶ
声の心身へのフィードバックで変容を遂げた実例
心身が声を生み、その声がまた心身を作る
ひとりでプラスとマイナスのフィードバックが起きた例
音楽に助けられて自分の声を見つけた例
自分自身が最高のトレーナー
あなたの中には神も医師もいる
認知症やパーキンソン病の進行を遅らせる
声の力で自己イメージを書き換える
声はいつでもあなたとともに

おわりに……243

第一部　声はあなたのすべてを晒す

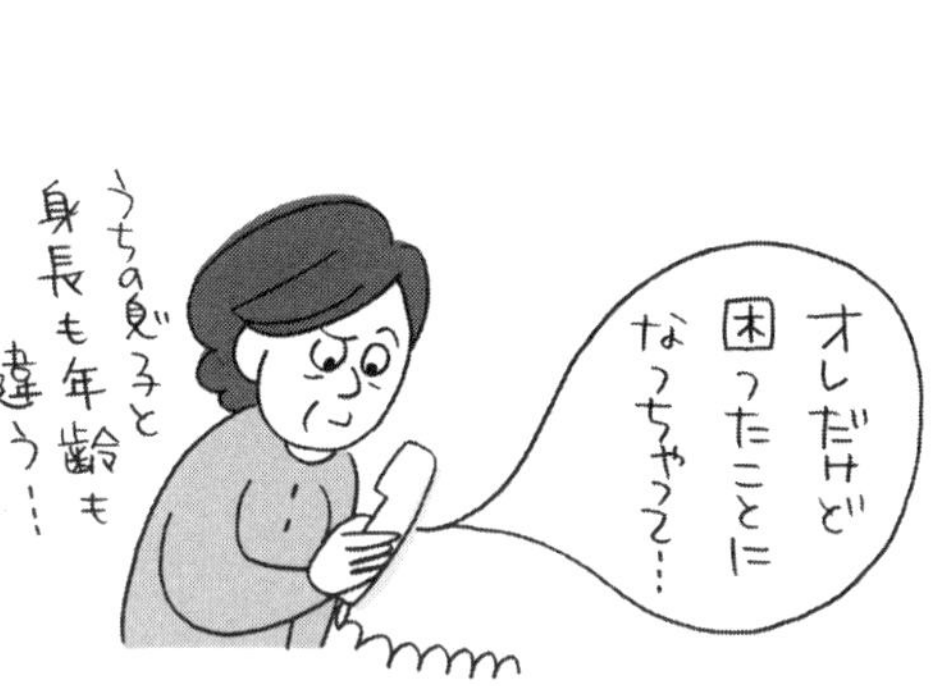

第一章　聴覚、脳の驚くべき仕組み

声にどれだけ自覚的？

私たちはこの世に誕生したときから声を出し、同時に多くの声を聞いて日々を過ごしています。誰にとっても一度も声を出さなかったとか、（テレビやラジオも含め）人の声もまったく聞かなかったという日はまずないのではないでしょうか。

人は生まれたその瞬間、はじめて吸い込んだ息を大きな産声にして、自らの存在を知らせます。そして親や周りの人に話しかけられる声を浴びて育ち、言葉をおぼえ、要求や思いを伝えます。声は人間にとってもっとも身近なコミュニケーションツールであり、自分を表現するためのメディアです。私たちは生まれてから死ぬまで、声によって自分と人、社会を繋いで生きています。

ではそんな「声」というものを、私たちは普段どれほど意識しているでしょうか。

自分の声、会話の相手の声、テレビやラジオから聞こえてくる声、バスや電車の車内アナウンス——。声は人のいるところ、いたるところにあります。あまりにありふれていて、空気みたいな存在です。なければ大変だけれど、あるのがあたりまえ。だからこそ、ほとんどの人はあまり意識しないのではないでしょうか。

私たちは人に何かを伝えようとするとき、話す内容を考えますよね。より魅力的に映るよう上手な話し方を習ったり、発音を明瞭にしたり声量を大きくするためのヴォイス・トレーニングを受けたりする人もいるでしょう。しかし、会話はもとより、スピーチやプレゼンテーションから政治家の演説にいたるまで、話すときの「声そのもの」がクローズアップされることはまずありません。

声という音の影響力

しかし、みなさんは人と話すときに、こんな経験はありませんか?

相手はいかにも理路整然と正論を話しているのに、なぜか心に届かない。よいことを言っているのに、なんとなく反発を感じる。逆に、内容的にはたいしたことを言っていないのになぜか惹かれてしまったり、反対の意見を持っていたのに、いつの間にか説得されてしまったりする。

自分が話し手である場合のことも、ちょっと思い出してみてください。

一生懸命に話しているのに相手にはうまく伝わらない。周到に準備したのにまともに聞いてもらえない。その一方で、ちゃんと話せていなかったのにすんなりと通じたりもする。

私たちは日々、人と接してはこういうことを繰り返しているので、なぜそういうことが起こったのかなどとはあまり深く考えず、たまたまそうだったのだろうと思っています。

しかし、人の感情が動くときには必ず理由があります。その大きな要因のひとつが、じつは「声」なのです。正確に言うと「声という音」です。

人は語られた言葉より、声によって動かされている

ある実験で、声の特徴が異なるA・Bの二人に同じ言葉を同じ速度で話してもらい、被験者にそれを聞いた印象を回答してもらいました。その結果、Aに対しては九〇パーセント超の人が「信頼できそう、リーダーになってほしい、友人になりたい」といった、良い印象を抱いたのに対して、Bはそのような票をほとんど獲得することができませんでした。

この実験結果が示すことは、人は声だけで、その人物に対してかなり明確に「好ましい・

好ましくない」というイメージを持つということです。実験で、A・Bは否定的なことと肯定的なことの両方を話し、被験者はその二種類の言葉を聞いているのですが、否定的な内容のほうがAにより多くの「好ましい」票が集まりました。つまりAは、否定的なことを言っても好ましい印象を与えることができたのです。

会話でも演説でも、綿密なメモでも取らない限り、人はその内容を一割程度しか憶えていないと言われます。一方でこの実験が示すように、私たちは話し手の印象を、その「声」によって無意識にイメージングしています。もっと話を聞いていたいと思わせたり、逆にもういやだな、さっさと話が終わらないかなと感じさせたりするのも、話の内容だけではなく、声によるもの、声に含まれる音の要素による影響が大きいのだということが、近年の研究によって明らかになってきました。私たちの心は、時として語られた言葉よりも、声によって動かされているのです。

理性を司る新皮質、快・不快を感じる旧皮質

なぜ声が、そのように人の心を動かすのでしょうか。

その秘密は「聴覚と脳」にあります。

聴覚とは、音を受け取る器官である耳から入った音が、脳内で処理される一連の感覚のことをいいます。感覚というものは謎に満ちています。耳や目といった受容器が刺激を受け取り、それを脳で処理した結果を感覚といいますが、私たちはそれによって自分を取り巻く世界を認識しているわけです。

視覚はかなり自覚的な感覚器官です。見たくなければ目を閉じればいいし、見たものは絵に描いたり写真に撮ったりして再現と確認ができる。一方で耳は閉じることができず、眠っているときにも、さらには昏睡《こんすい》状態のときですら音を受け取り続けます。人は閉じることができない耳から絶え間なく膨大な音を受け取っていて、それは録音によって再現はできるものの、脳が自覚した音の正確な再現や確認はできません。聴覚は、視覚に比べるとはるかに無自覚的な器官なのです。

たとえば街に出たとき、どれほど多くの音が満ちているでしょうか。木々の葉擦れ、鳥のさえずり、雑踏の音、車のエンジン音やクラクション、人の話し声、商店街から流れてくる音楽や宣伝の音など、いちいち自覚して聴いてはいませんよね。聞き流している音がほとんどです。しかし聞き流していても、その音はすべて聴覚を通して脳に取り込まれています。

人の話を聞くときには、まず話されている内容を理解しようとしますよね。声は耳から大脳の聴覚野を通って、言葉を理解する言語野という部分に送られ、言葉の内容を受け取ります。言語野というのは大脳の新皮質という、人間が人間として進化を遂げていく段階で新しくできた部分にあります。新皮質は理性、つまり知的領域を担っている場所だと言えるでしょう。

しかし声の「内容」と同時に、私たちは声という「音そのもの」も同時に脳内に取り込んでいます。そしてこの「声という音」は新皮質だけでなく、大脳のもっとも深いところにある旧皮質を刺激するのです。旧皮質はその名のとおり、発生系統としては進化のごく初期の段階でできたもので、本能領域にあたります。ここは危険を察知したり、快・不快を理性と関係なく判断したりするところです。最新の研究では、音は脳のほぼ全領域に影響することがわかっています。

声という音は、新皮質と同時に旧皮質に滑り込み、「心地よい、悪い、好き、嫌い」といった本能的な感情を起こさせます。もちろん無意識裡に、です。つまり、顕在意識にも潜在意識にも作用しているわけですね。

ここに声の影響力の秘密があります。言葉を無視して心の奥底に届き、私たちの感情を揺り動かしてしまう。それが声の知られざる、そして恐るべき力です。

人間は生まれる前から音で世界を認識する

唐突ですが、二〇〇〇年ほど時代を遡って、古代エジプトに生きた女王、クレオパトラのお話をしましょう。クレオパトラ七世は一八歳でプトレマイオス朝最後のファラオとなった女性です。ローマのユリウス・カエサルを、カエサルの死後にはその部下だったアントニウスをも虜《とりこ》にした絶世の美女と語り継がれていますが、クレオパトラを知る文筆家、ローマのプルタルコスは彼女についてこんなふうに記録しています。

「クレオパトラの容姿は、目をひくほど美しくはない。しかしその声は大変魅力的で、その声色を聞くだけで快楽であった」

もちろん、機知に富んだ話術にも長けていたのでしょうが、このようにわざわざ記述されるほど、彼女の声は魅力的だったのです。声が理屈抜きに本能に作用することを考えると、クレオパトラにまつわる伝説の数々も、妙に納得がいくのです。

たかが声にそんな力が？　と思われるでしょうか。

しかし「はじめに」でお伝えしたように、声という音が脳内でどのように作用しているかという研究が進み、近年多くのことが解明されてきています。先ほど、声は脳の本能領域に取り込まれ、人の心を動かすというお話をしましたが、ここからはもう一つの重要な要素である「聴覚」について解説しましょう。

人間の聴覚は、感覚器の中でも大変早くから発達します。胎児の時期、妊娠六か月頃にはほぼ完成していますから、その頃から胎児は羊水を通じて、母親の声や外部の音を聞いています。羊水の中で聞いていた声はくぐもっていて、生まれ出て空気を通して聞く母の声とはずいぶん違うはずですが、新生児は自分の母の声を間違いなく認識し、他の母親の声と聞き分けることが実験によって裏付けられています。それどころか、お腹の中で聞いていた母の言葉、母国語に特徴的な発音に、生まれてすぐに反応することも確かめられました。この優れた聴覚は、生まれてからもさらに発達を続けます。

視覚は生まれてからしばらくは未発達で、あまり役に立ちません。そのぶんを補うのが聴覚です。胎児のときも生まれてからも、人間にとっての世界の認識は聴覚から始まります。自分を取り巻く音、特に母親の声によって赤ちゃんは、自分のいる場所や守ってくれる人を脳に刻みつけていきます。

そして母親もまた、自分の子どもの声を出産後すぐに記憶します。憶えようと意識しなくても、脳にしっかりと刻まれるのです。とても不思議なことですが、眠っている母親にさまざまな赤ちゃんの泣き声を聞かせると、自分の子どもの声だけに身体が反応し、起きてしまうことが実験によって確かめられています。

いかなる発音をも聴きとる新生児の驚異的な聴覚

さて、生まれたばかりの新生児は、言葉はまだわからないものの、母親の声の調子やリズムから、感情や体調、行動まで読み取っています。

そして母親の声をはじめとする外部環境の「音」は、絶え間なく赤ちゃんの耳から入り、脳に聴覚の神経を作っていきます。ただ寝転がっているように見える新生児は、耳という閉じることのない扉から膨大な情報を取り込んで、脳はスーパーコンピュータのようにデータを蓄積し、分析して、神経細胞を増やし続けているのです。

絶対音感というものをご存知の方は多いでしょう。楽器の音でも、グラスをカチンと鳴らす音でも、瞬時に「ド♯」とか「ラ」などとわかってしまう能力のことですが、じつはその音感の素質は、すべての赤ちゃんが持っています。

ただ、成長してその素質を開花させるためには、耳から入った音をしかるべき時期（だいたい四歳前後まで）に「音の高さ＝音名」という概念と一致させないと、音感としての神経回路はできあがりません。そのため、絶対音感を持つ人は特殊だと思われていますが、音と音名を繋ぐ時期さえ間違わなければ、誰もが絶対音感を持って大人になることは可能です。

絶対音感はともかくとしても、新生児は「あらゆる言語のいかなる複雑な発音」も聴き分けるという驚異的な聴覚を持っています。成長に伴って母国語にない発音、つまり聴くことのない音に対しては回路が薄れていきますが、さまざまな声を聞いている限り、「声に含まれる要素を聴き取る能力」は持ち続けています。

声は履歴書以上に個人情報を晒す！

そのような聴覚の能力を、ほとんどの方は自覚的に使うことがありません。しかし私たちは「声という音」に含まれる要素を、ほぼ無意識裡にではありますが、確かに読み取っているのです。

声という音は、話し手のじつに多くの情報を含んでいます。どのような情報かというと、身長、体格、顔の骨格、性格、生育歴、体調から心理状態まで。つまり、その人のほぼすべてです。

なぜそんな情報が声に出てしまうのか。その理由は追って説明していきますが、声とはひとりひとりの履歴書のようなものなのです。声を形成する要素の二割ほどが、生まれ持った体格・骨格や声帯の長さ、共鳴腔（口腔や鼻腔など）の形など、いわゆる先天的な声の素質で、残りの八割は生育環境や性格と、そのときの心身の状態です。ですから履歴書どころか、そのときの体調や心情を実況放送しているようなものであるとすら言えます。

そして人間の聴覚と脳は、それらをすべて受け取っており、かなりの要素を読み取ることができるのです。

「まさか」と思いますか？

中国には古くから、声で人の体質や性格、生い立ちや既往症、さらには親や兄弟の体格・体質までをも読み取る「声相」という易学《えきがく》があります。その人の現在と過去を声から読み取るのはもちろん、未来までもわかってしまうものだと考えられてきました。同じく中国の古代医学書には、声に含まれる音から病気を判断する方法が記されています。

古くから人の声には、当人についての多くの情報が含まれていることが理解されていて、人はそれを意図的に読み取ることで、さまざまな判断をしてきたのです。昔といわず、現代のアメリカの大学でも声から病気を診断する研究が進められています。

読み取る、読み取らないにかかわらず、声にはその人のすべてが出てしまうということは、ちょっと頭の片隅で憶えておいてください。じつのところ、声はその人そのものなのです。

背が高いと声は低く、低いと高い

とはいえ、そう言われても今ひとつピンとこない方もいらっしゃるでしょう。そこで、まずは声に表れる情報から、どのようなことが読み取れるのか、身近なところから考えてみましょう。特別な訓練をしなくても、基本的なことは誰もがほとんど無意識に読み取っています。

まず、地声の声域から体格がほぼわかります。一般的に身長が高いと声は低く、身長が低ければ声は高くなります。たとえば身長一八〇センチと一六〇センチの人であれば、一八〇センチの人のほうが低い声になるわけです。身長が高いということは、声の発音源である声帯や、声を共鳴させる声道という部分が長くなるので声が低くなるのです。楽器でも、小型弦楽器であるヴァイオリンの弦は短くて音域は高いですし、大型であるコントラバスは弦が長く音域は低いでしょう。それと同じです。

また男性か女性か、という性別も声でわかりますよね。男性は思春期の第二次性徴期になると喉頭が前に突きだし、声帯が約七ミリも長くなり、一オクターヴほど低い声になります。男性より一年ほど早く女性にも少々の変声が生じます。声帯は三ミリほど長くなり、音程にすれば三度程度（音階三つ分、ミ→ドなど）下がります。男女ともに身長の伸びが止まる頃に声も安定します。なお身長が高い女性は声帯も長いので声域は低いのですが、喉頭の形状変化は男性ホルモンによるものなので、男性ほど低く太い声にはなりません。

声が低く太いということは、多くの生物の共通認識として身体が大きいことを示します。犬でも大型犬の鳴き声は低く太く、小型犬は高く細いですよね。そして身体が大きいほうが強い、というのもまた生物の共通認識です。だから生物の一員である人間も、男性は第二次性徴期に声を低くすることで、強いものとして成熟しつつあると顕示する必要があるわけです。それは人類の進化のごく初期から続いています。

年齢も声の特徴から判断しやすいものです。子どもの声と大人の声、さらに老人の声も簡単に聞き分けられますね。子どもは身体が小さいので声帯も声道も短く、声は甲高い。老人になると声帯の柔軟性が少しずつ低下して固くなるのでしゃがれた声になります。

このように、身長や性別や年齢は特徴がわかりやすいので、声を意識して聴くことに慣れてくれれば、かなり正確に判断できるようになります。知らない人からの電話でも身長と年代がわかればなかなか役に立ちますよ。

「お母さん、オレだけど困ったことになっちゃって」

「（おや、うちの息子は身長一七〇センチで四二歳、でもこの声の主は一八〇センチ超で二〇代だわ）あなた詐欺ですね。通報しますよ」

「……（ガチャン）」

こんなふうに電話による詐欺被害を未然に防ぐこともできるかもしれません。

人は無意識に声の情報を読み取り、イメージングしている

体格や性別などのほかにも、声から何らかの情報を読み取ることは誰もが少なからず行っています。

身近な人が昨日まではうってかわった鼻声やガラガラ声になったら「風邪をひいたのかな？」と思いますよね。そのほかにも声が普段よりくぐもったり、発音がずれるような感じになったり、芯がなくフワフワした声だったりしたら何かが変だと思うでしょう。その理由は後ほど詳しく述べますが、体調の変化は顕著に声に表れます。

また姿を見なくても、声から相手の感情を読み取ったという経験は誰にでもあるのではないでしょうか。電話で話していて、なんとなく不機嫌そうだと感じたり、「顔をしかめて話しているんじゃないかな」と思ったり、笑いをこらえたり怒りを抑えたりした状態なども声から感じ取れるでしょう。

なぜ声だけで相手の感情がこうもわかってしまうのか。それはもちろんその人の感情が声にストレートに乗っているという場合もあるでしょうが、それだけではありません。

鍵は、話しているときの「表情」にあります。じつは、顔の表情筋の動きが声に与える影響は絶大なのです。目を閉じたり眉をひそめるだけでピッチ（微小な音程）は下がりますし、わずか一センチほど顎《あご》を引いたり前に突き出したりしても声は変わります。音質や音色にいたっては口の開き方や眉の上げ下げ、肩や首などのわずかの筋肉の動きで無限に変わるものなのです。たとえば、顔をしかめて話すと声の音色は暗く固くなります。その結果、相手の脳には「不機嫌そう」というイメージが伝わるのです。

表情や感情にとどまらず、声から容姿をイメージすることも、じつは多くの人が無意識にしていることです。どっしりと低く落ち着いた声を聞けば、大柄で堂々とした容姿を思い浮かべることでしょう。小さくくぐもった声からは身を縮めた自信のなさそうな姿を、明るい響きでよく通る声からは表情豊かで元気な人を、のっぺりとした声からは無表情な人を、さわやかに透き通った声からはすらりとした姿を想像するのではないでしょうか。

声が低いと身体が大きい（＝強い）、声が高いと小さい（＝弱い）ということは、先述したように生物としての共通認識なので、本能的に脳が反応します。「この人は身長が高い」などと考えるより先に、身体は防御態勢に入ります。逆に高くか細い声を聴くと本能的に優位になり「守ってあげなくちゃ」と感じたりするのです。

生育環境や性格などの個性については後述しますが、それらはその人が生まれてからずっと聞き続けてきたさまざまな声から、聴覚の経験則として蓄積され、必要に応じて脳内に分類されているのです。その分類に従って、「その人となり」についても無意識にイメージを作っています。

ここまでに書いてきたように、私たちは意識していないようでも、声からさまざまな情報を読み取っています。そればかりか、さらに脳の奥底の旧皮質ではより細かい音の要素によって、本能が刺激されているのです。声から詳細な情報を得たかったら、意識的に分析することでより多く、正確に読み取れるようになります。それは聴覚の仕事です。さきに述べた中国の声相の技術も、声から病気を診断する方法も、判断をするのは基本的に聴覚です。

音が聞こえる仕組み

ここまでは「声という音から聴覚が読み取ること」について述べてきました。

さらに聴覚は、人の声を聞くためだけのものではなく、声を出すためにも必須の感覚器官なのです。声は聴覚と一体といっても過言ではありません。声の驚異的な力の数々は聴覚抜きには語れません。声は聞く人に影響を与えるだけではなく、声を出している自分自身すらも変えてしまう力があります。それこそが声の力の真髄なのです。それについては後の章で詳しく述べますが、聴覚こそがその力の鍵を握る影のボス(!)といえるのです。

では、影のボスたる力……驚異的な機能を持っている聴覚とはいったいなんなのか——。

その秘密は順を追ってあきらかにしていきますが、聴覚の機能の基礎知識として、外界の音をどうやって脳内に取り込んでいるのかについて述べておきましょう。図を参照しながらイメージしてみてください。

まず、音を集める役目をするのが「耳介《じかい》」といって、いわゆる耳の形をしている、耳た

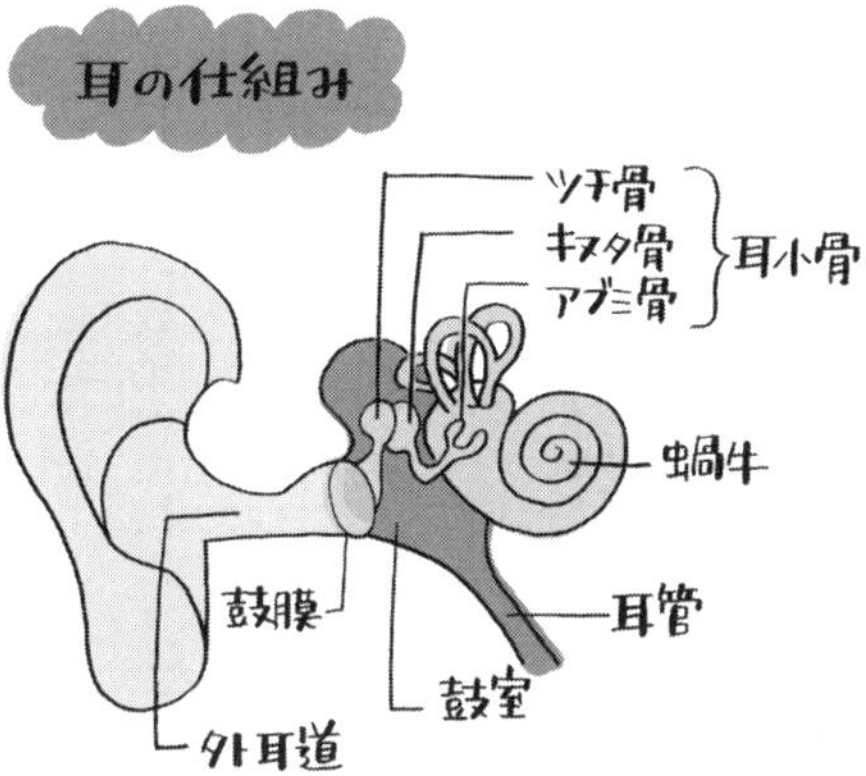

ぶなどのついている部分です。犬やウサギは耳介が大きくよく動きますね。音を聞こうとすると、その方向に自在に動かすことができます。人間は耳を動かすことはできませんが、音を聞こうとするときに、無意識に手の平を耳介の後ろに添えて音の方角に向けることがあります。実際にこれだけでもかなり集音効果が高まりますし、耳介の上の部分を軽く引っ張って伸ばすだけでも、驚くほど聞こえやすくなります。

顔の横に見えている部分から鼓膜までを「外耳」といいます。穴の入り口から鼓膜までは約三センチです。音とは空気の分子を押してくる波（音波といいます）なのですが、それはまず外耳道を通って鼓膜を振動させます。

鼓膜のすぐ奥が「中耳」というところで、鼓膜の横には「鼓室」という小さな空洞があり、これは喉の奥に通じる細い管（耳管）と繋がっています。飛行機に乗ったりしたときに、気圧の変化で耳がふさがったように感じるときがありますね。水や唾液を飲み込むと元に戻りますが、あれは喉の奥に圧力がかかって耳管から鼓室に空気が抜けるので、耳のふさがりが解消されるのです。

さて、この鼓室の中にはツチ（槌）骨・キヌタ（砧）骨・アブミ（鐙）骨という三種類の小さな骨があり、鼓膜の振動は小骨の振動となって内耳に伝えられます。内耳には、螺旋《らせん》状に回転しカタツムリのような形に見える「蝸牛《かぎゅう》」という大豆粒ほどの器官があります。

これは伸ばせば二・五センチくらいになる管で、内側はリンパ液で満たされています。この液体が小骨から受け取った振動を基底膜というところに伝えます。そこには有毛細胞が一万五〇〇〇ほどもあって、振動を周波数別にキャッチします。そこで化学変化が起こって、電気信号である神経パルスが発生し、これが聴神経から延髄《えんずい》や脳幹《のうかん》などの数か所を中継して大脳に送られます。この中継地点では音に含まれるさまざまな情報をバラバラに処理し、大脳の聴覚野で統合されることで、はじめて「音が聞こえる」という感覚を持つことができるのです。

人は「本当の現実」を決して認識できない

このようにして私たちは音を聴いているわけですが、ここで聴覚を含む「感覚」について、知っておいていただきたいことがあります。

私たちは音が聞こえたとき、その音が実際にあるのだと思っています。しかしそれは私たちそれぞれの脳の中で認識したものに過ぎません。たとえば、森の中に佇《たたず》んでいるところを想像してみてください。何種類かの鳥の鳴き声と木々の葉擦れの音が聞こえる。遠くでヘリコプターが飛んでいる音がかすかに聞こえる。静かだなあ、と思いますよね。聞こえるのは鳥と葉擦れとヘリの音、それだけ。しかし実際には、私たち人間には聞こえない多くの音が鳴っているのです。

音とは物体の動きによって分子が押され、密度の差が生じた波のことです。池に石を投げ入れるとそこから波紋が広がっていくのによく似ています。私たちの周囲にはそういう波が無数にさざめいているのです。しかし人間に感知できるのは、周波数でいえば二〇ヘルツから二万ヘルツ程度まで。実際に二万ヘルツまで聞こえるのはよほど耳の感度のよい若者くらいです。それ以外の周波数の音、あるいは音圧レベルの低い音、つまり小さい音は感知できません。地球の自転の音、コウモリのように非常に高い周波数で交信する生き物の音、木々の中を水が上がっていく音、草や葉の陰に潜んでいる虫たちの動く音、何億という菌たちが活動する音……聴くことのできない音を列挙したらキリがないですが、それらが全部聞こえてしまったら、煩《うるさ》くて何も手につかなくなってしまうでしょう。

つまり私たち人間はごく限られた範囲のものしか感知できないのですね。それは聴覚に限らず、視覚も味覚も嗅覚も触覚も同様です。私たちが「音」とか「形」とか「色」とか「匂い」などと呼んでいる情報は、耳や目や鼻など外部刺激を受容する器官で電気化学信号に変換され、脳のそれぞれの領域で処理され、必要に応じて統合されて感覚となるのです。

つまり音も匂いも色も、私たち人間の感覚器を通して「知覚」され、ひとりひとりの脳の中で認識されたものなのです（認識することを専門用語で「認知」といいます）。

厳密に言えば、私たちは自分の外の世界をそのまま、確かに知ることは決してできないのです。目の前に見えている景色、聞こえている音――それらは感覚器が知覚し、脳の中で「人間としての知覚特性によって」再構築されたイメージのようなもの。さらに私たちはそれぞれが、そのイメージの一部を「認知」し、それが目の前にあるものだと思っているのです。つまり私たちそれぞれが認識している現実は、感覚器というフィルターを通って知覚され、さらに脳で認知のフィルターにかけられたものだといえるでしょう。

ごく稀に、感覚器が知覚したものをすべて認知し、記憶して再現してしまう――たとえば見たものを細部まで記憶に刻み、まるで写真のように絵として描くとか、聴いた音楽を一音違わず再現演奏するような認知機能が発現することがあります。これは自閉スペクトラム症の周辺能力のひとつで、サヴァン症候群と呼ばれています。しかしそれすら現実世界のごく一部にすぎず、一般的には日常生活に必要充分であるよう、脳がほどほどに「手を抜いて」、さまざまな調整を行っているのです。

聴覚の不思議――音を選んで音にフォーカスする、言葉の隙間を埋める

聴覚に話を戻しましょう。人間が知覚できる範囲の音は、耳から聴覚へと無意識に取り込まれます。ざわざわと雑音に埋め尽くされた空間では、意味をなさない音が通り過ぎていくばかりです。耳は閉じられないので「知覚できる音は拒まず」なのですが、それらのすべてを認知するわけではありません。知覚されても認識しない。聞こえているけれどスルーする。脳が合理的に「手抜き」をしているわけです。

しかし通り過ぎていく雑音の中に、自分や知人の名など興味のある言葉が聞こえれば、まるで耳をそこにフォーカスするかのように、その声を抽出して聴き取ることができます。

そのような経験はどなたにもあるのではないでしょうか。もしかしたら、たまたま聞こえてしまった、と思っているかもしれませんが、実際には聴覚が雑音の中から必要な音を選び取って認知したのです。この現象には「カクテルパーティ効果」という名がつけられています。

また「今日は朝から良い天気です」のような文から一定間隔で細かく音を抜いてしまうと、何を言っているのか聞き取れません。しかしこの抜けた箇所に「ザー」という雑音を入れると、あぶり出しのようにその音がよみがえって、はっきりと聞こえます。実際は聞こえていないのです。しかし聴覚は聞こえたと認識するのです。

私たちが騒音の中で人と話しているとき、言葉のすべての音が聞き取れるわけではありません。それでも話が通じるのは、聴覚がその箇所を補っているからなのです。まるで聞こえない音などなかったかのように。

ほかにも面白い現象があります。実際には音が鳴っていないのに音楽が耳から離れない「イヤーワーム（耳の虫）」というもの。耳の虫といっても、実際にそういう現象を起こしているのは脳ですから、耳は関係ないわけです。そのときに脳をモニターしてみると、音を聞いているときと同じように聴覚が働いていています。また、音楽を聴いていて、急にその音楽が止まっても頭の中では曲の続きが流れている、などということもありますよね。これは記憶が作用することで、聴覚野が音を聴いているときのように働くのです。こうした現象は「脳のバックグラウンド活動」と言われ、私たちの脳の活動の非常に多くを占めていることがわかっています。耳には何も入ってこないのに、頭の中では音楽や言葉が鳴っていて、聴覚はそれを聴いている。脳は何のためにそうした活動をしているのでしょうか。その答えはまだ出ていません。

それにしても、聴覚とは私たちの中に宿る働き者の妖精のようです。耳から無尽蔵に取り込まれる音を、苦もなく必要なものとそうではないものに選別し、雑音の中に気になる音があればフォーカスしてそれだけを手に入れ、聞こえていない音はそっと補い、音がなくても魔法のように頭の中で音楽を鳴らし続ける。この妖精には、まだまだ謎に満ちた技がありそうです。

言葉と声の関係

声が運ぶ言葉が耳から入って、脳内でどのような道をたどるのかも述べておきましょう。

左右の耳から聴神経を経由して、聴覚野に達するところまでは同じですが、聴覚野で音の

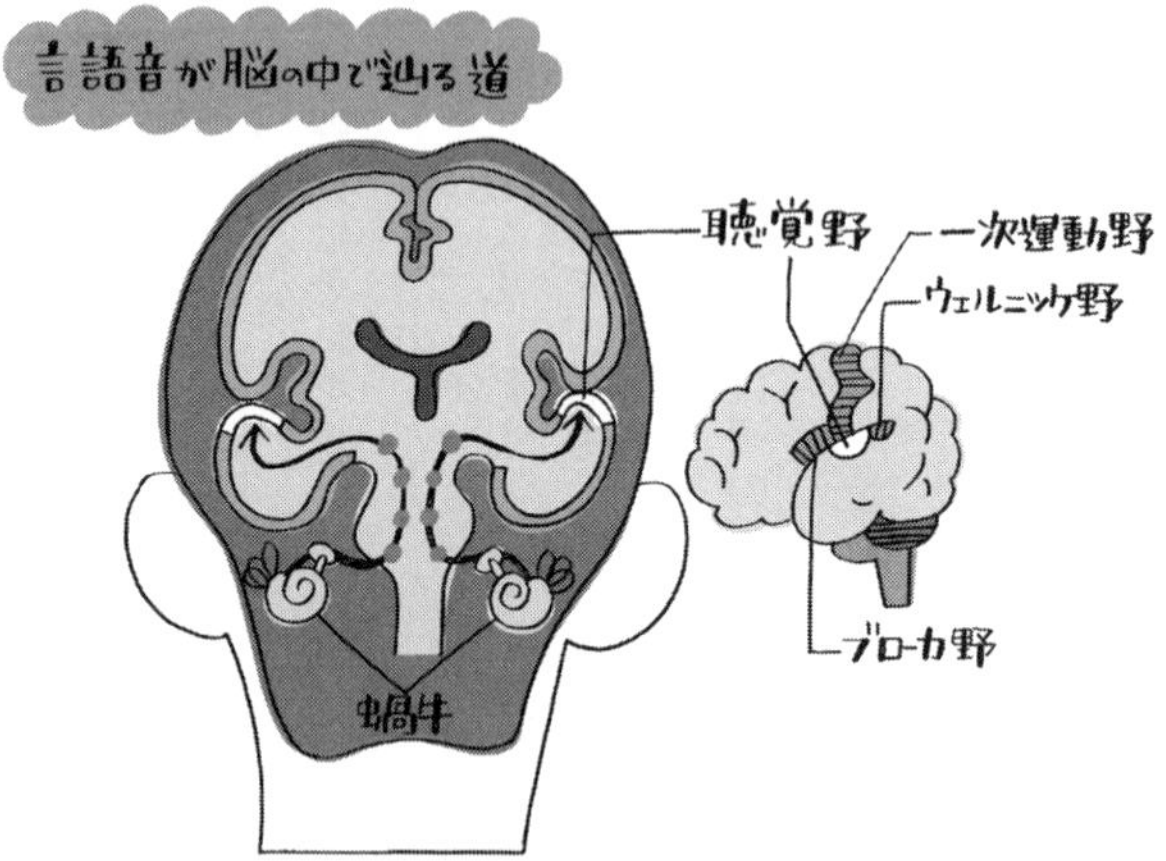

特徴が認知され、ほとんどの人の場合、左半球にあるウェルニッケ野という部分で言葉として理解されます。発話をするためには、言葉は前頭葉のブローカ野という領域から、運動皮質を経て発声という流れになります。意味を理解するにはウェルニッケ領域、話すためにはブローカ領域と運動領域が中心に働くというわけです。聴覚は妊娠六か月くらいの胎児の段階でほぼ完成していると前に述べましたが、聴覚の完成を追いかけるように、言葉の意味を理解するウェルニッケ野が発達することが確かめられ、お母さんの胎内にいるときから言葉を理解する過程が始まっていることがわかっています。

脳の言語処理領域についての研究は、一九

世紀後半から、おもに事故やけがで脳を損傷した患者や失語症患者のデータをとることで仮説が立てられてきました。最近では磁気共鳴画像法という、血流変化に伴う磁気信号を画像にする方法や、脳波の測定で脳の活動を解明する試みが続けられています。しかし神経のミリ秒以下の反応や、脳が作り出す化学物質までも同時にモニターすることは容易ではなく、たとえそれができたとしても、人の脳に蓄積された知識や習慣、本人の感じ方や感情の認識というものは、数値や画像としてとらえようがありません。解剖学的に脳の構造が解明されても、または、ある刺激や行動に対して脳のどの部分が働いているかを計測できても、五〇〇億以上のニューロンが何をどうしているのか、脳内で電気的、化学的に何が起こっているのか、そもそも私たちの感覚とは何なのか、意識や認識は何が作り出すのかなど、まだまだ謎だらけです。脳はもちろん身体も、目の前にあるこの現実すらも、私たちはその真の姿を知ることはできません。だからいまだに驚くような発見があるのです。

聴覚というものが、かつて考えられていたよりもはるかに不思議で素晴らしい機能を持っていることがわかったのはごく最近のことです。声を含む「音」が、脳のほぼ全領域に働きかけ、さまざまな影響を及ぼすことも最新の研究で次々に明らかにされてきました。

ここまで、脳と聴覚がどのように音を受け取り処理しているのかについて解説してきました。次章からはいよいよ「声とは何か」ということを述べていきましょう。

第二章　病気になるとどうして声が変わるのか

声帯だけでは声は出ない？

　この章ではまず、私たちはどうやって声を出しているのかを説明します。それを知ると、「声にはその人のすべてが出る」ということの一端がわかるからです。

　「声が出るのはどこですか」と訊くと、多くの方が「喉」とか「声帯」と答えます。なんとなく「喉のあたりに声を出す器官がある」というようなイメージを持っているのですね。確かに「声という音」の発音源は声帯です。しかし声帯から出される音は「声のもとの音」であって、まだ声ではありません。

　首の真ん中あたりを手で軽くさわると、ものを飲み込むときに少し上に動く骨がありますね。そこが喉頭、いわゆる喉仏です。声帯は喉頭の内側、気道の入り口に位置しています。声帯とはじつのところ、気道に異物が入り込まないようにする薄い膜、呼吸器官の一

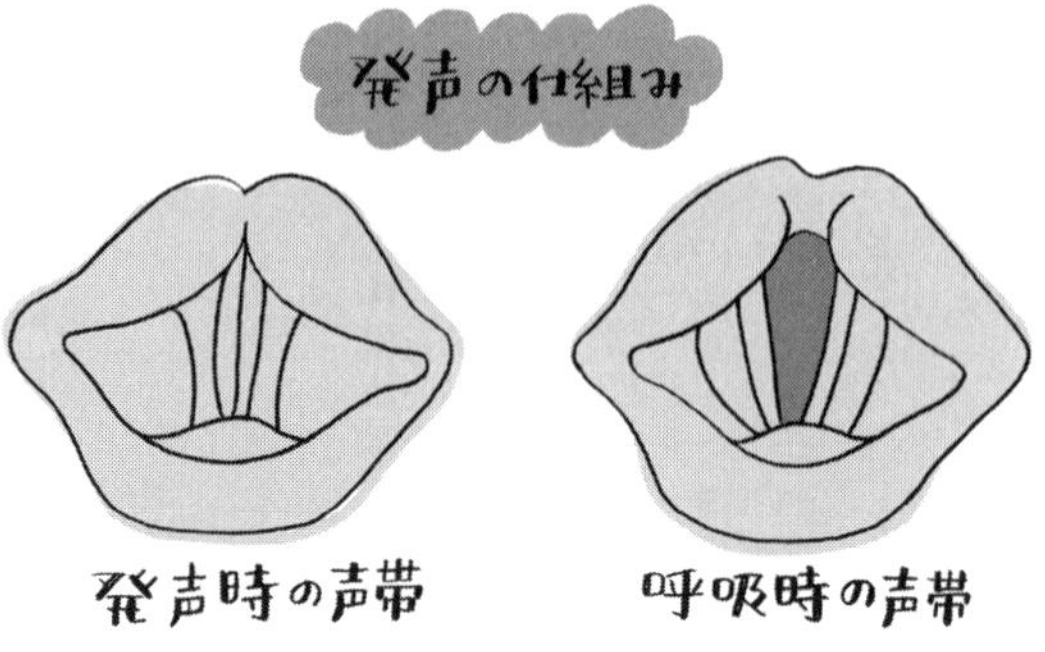

部なのです。気官は息の通り道なので、声帯は呼吸をしているときには開いていて、ものを飲み込むときや声を出すときには閉じます。息を吸ったり吐いたりしているときには喉に力は入りませんが、「うー」と声を出してみると、喉の奥が硬く緊張するのがわかるでしょう。声を出すときには、声帯を閉じて、薄い粘膜の周りにある靭帯《じんたい》や筋肉で張り具合を調整しているのです。

声帯の長さは個人差がありますが、だいたい二センチ前後です。形状は左右対称で真ん中が開閉するようになっています。イメージとしては、人差し指と中指で作ったVの形に似ています。Vは開いている状態、つまり呼吸しているときのイメージです。今度は同じ指をくっつけるとⅡの形になりますね。これが声を出すときの声帯のイメージです。この閉じた狭い隙間を呼気、つまり吐く息のエネルギーが振動させて音を出すのです。

運動会などで先生が「ピーッ」と鳴らす笛があります。この笛は吹き口が薄く狭くなっています。これも狭い隙間を空気が通り抜けるから音が出るのです。運動会の笛は吹き口の広さが固定されているので同じ高さの音しか出ませんが、声帯は薄く弾力に富んでいるので、張りを変えることでいろいろな高さの音が出せます。

音の高さはというと、声帯の振動数によって決まります。たとえば調律に使われる国際基準音A(いわゆるラの音)は四四〇ヘルツですが、これは発音源が一秒間に四四〇回振動した音の波、という意味です。声帯からこの音を出すためには、四四〇回の振動が必要です。

人の地声は、男性だと一二〇ヘルツ前後から二五〇ヘルツくらい、女性だと二〇〇ヘルツ前後から三五〇ヘルツくらいです。私たちは出したい音を、その周波数、つまりその数だけ声帯を振動させて出しているのです。「ド・レ・ミ」と歌うときには、一秒に「(およそ)二六二回、二九三回、三二九回」の振動数を出す張力に瞬間的に調整しているのです。すごいことですよね。でもこの音は、まだ声ではありません。この項のはじめに書いたように「声のもとの音」。ブーという小さなブザーのような音にすぎません。これは「声帯原音」とか「喉頭原音」と言われます。

声帯原音が声になるには

　声帯から出た音が声になるためには「共鳴」が必要です。共鳴というのは音を増幅し、響かせること。「ブー」という小さな音が声帯よりも上の部分（咽頭《いんとう》）や口の中（口腔）、鼻（鼻腔）などに共鳴して、ようやく音色を持った声になるのです。声帯より上の部分を声の道、「声道」といいます。声道は基本的な共鳴を作りますが、じつは身体すべてが声を共鳴させています。ギターの弦だけをはじくと小さな音しか出ませんが、ボディに張ると共鳴して豊かな音になりますよね。それと似ています。

　実際に声はしばしば楽器にたとえられますが、わずか二センチ程度の声帯と十数センチ程度の声道しかないのに、歌手は二〜三オクターヴの音域を出すことができます。さらに口腔や鼻腔をはじめ全身を共鳴させることで、オペラ歌手などはオーケストラにひけをとらない声量と表現を可能にします。この声帯も声道も共鳴器官も、生まれたときから身体に備わっていて持ち運びも自由なのですから、これほど素晴らしい楽器はありません。

　楽器であれば、大きい楽器ほど大きく豊かな音が出ます。振動源が大きく、それを共鳴させるボディも大きいのですから当然です。人間の場合も素質としては同じです。しかし人間は、小さな楽器（小さな体格）であっても、その複雑さゆえに使い方次第でいくらでも素晴らしい声を出せるのです。

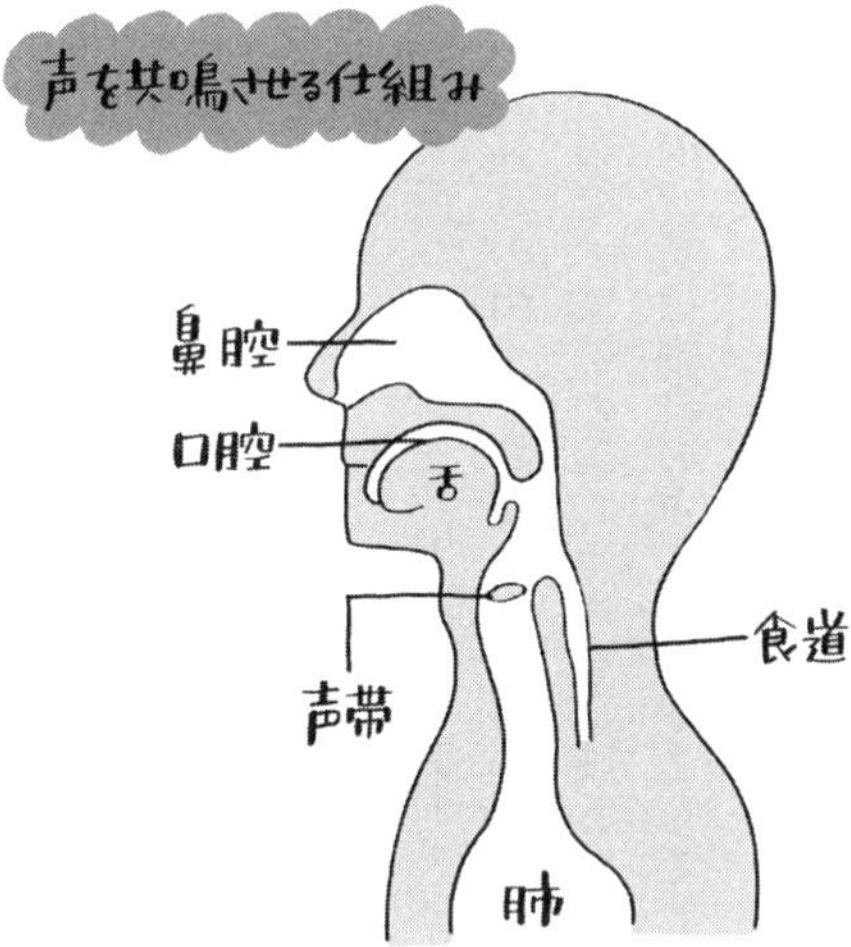

さて、話すためには声帯から出た音を言葉に応じた発音にしなくてはなりません。発音は、声帯から上の部分で作られます。たとえば「あ」と発音しようとすれば、私たちは口を大きく開けます。「う」のときには、やはり声を出すのと同時に口をすぼめ唇を突き出すでしょう。このように言葉の音を作り出すことを「構音」と言います。「青（あお）」と言おうとするならば、まず「あ」で口は大きく開けられ、舌は下の歯の後ろに置かれ、すぐになめらかに口腔内を狭くして、舌は奥に引っ張られ、唇は丸く突き出されて「お」と発音されます。構音には口腔の形の調整、そして舌や歯、唇が必要

ですが、それ以外に鼻道と声道も関わっています。

これらのコントロールは、聴覚をはじめとした脳が行います。二六〇ヘルツの音を出すために、意識的に声帯を一秒間に二六〇回振動させることはできません。脳が、生まれてから今までの声と聴覚の神経の蓄積から瞬時に司令を出して声帯を振動させるのです。そしてその司令に従って出した声を、聴覚が即座に分析して、脳は音の大きさや発音を判断し、次の音への司令を出します。声帯の張り加減、声道や口腔や舌や唇の形、呼気量など、数十万通りの中から必要な組み合わせを瞬時に選んで、一〇〇以上もの筋肉を動かして調整するのです。この出した声を反映して調整する機能を「聴覚フィードバック」といいます。この言葉は本書のキーワードとしてしばしば登場しますので、ちょっと覚えておいてくださいね。

私たちはなんということなく声を出し話していますが、それは脳と聴覚と発声の驚異的な連携の賜物なのです。このうちのたったひとつでもうまく働かなかったら、発語は正常にできません。

私たち人間は、これをほとんど無意識に行い、同時に人の話まで聞くという離れ業をあたりまえのようにやっているのです。

声道は生まれてからも進化を続ける

声のもとの音を出すのは声帯で、その上の部分で音が声になるわけですが、その機能は生まれたときには未発達です。

話の本筋とは直接関係はありませんが、生物学者のエルンスト・ヘッケルは「脊椎動物の発生過程は進化のプロセスをなぞる」と提唱しました。現在では諸説あるようですが、ヘッケルの言わんとすることは「胎児は子宮の中であたかも生命の進化をたどるように成長する」ということです。最初はわずか一ミリの単細胞から、細胞分裂を繰り返して心臓ができ、やがて古代魚類の姿になったと思うと、肺ができて両生類に、そして爬虫《はちゅう》類を経て哺乳類へと進化する。何億年もの生物的な進化をお腹の中でたどるという考え方は素敵ですね。

さて、赤ちゃんは哺乳類のヒトの形で生まれますが、喉の構造はチンパンジーによく似ています。チンパンジーをはじめ人間以外の哺乳類は、気管の入り口である喉頭が鼻腔に近いところにあるので、呼吸と嚥下《えんげ》(飲み込むこと)が同時にできます。赤ちゃんも同じで、お乳を飲むのを止めることなく呼吸することができるのです。しかし喉頭の位置が高いところにあり、口腔も声道も未発達なので、まだ言葉を発する、つまり発音を作ることはできません。生後三か月頃から喉頭の位置が少しずつ下がり始め、一歳頃にようやくチンパンジーではなく、ほぼ人間の声道の形になります。ヘッケルの考え方に擬《なぞら》えるなら、お母さんのお腹の中で何億年分もの進化をたどってきた赤ちゃんは、生まれてからも進化を続け、さらに一年かけて人間になっていくのです。その後も喉頭と声道は五歳前後まで発達を続けます。

そして思春期の第二次性徴期に、喉頭は再び変化します。男性は喉頭の骨が大きく出っ張り、声帯が長く太くなって声変わりをします。女性は男性ほどはっきりとした変化ではないものの、やはり少し低めになり、少女から大人の女性の声になっていきます。

人間は喉頭の位置が下がったために、声道という広い空間を獲得し、さまざまな発音を作り出せるようになりました。言語に欠かせない母音は特に、長い声道がなければ出すことができません。しかし声道が長くなったということは、飲食物と空気を共有する範囲が広くなったということです。それは、ものを食べたり飲んだりするときに誤嚥《ごえん》の危険が伴うということです。気道に液体や食物が入ると咳《せ》き込んで、とても苦しいものですよね。

つまり、人間は命の危険と引き換えに喉に広く長い空間を確保し、言語を話せるように進化したのです。

声専用の器官なんてない！

人は物心ついたときには、苦もなく声を出しています。だからでしょう。多くの方が「発声専用の器官が喉にあって、それが声を作り出している」と思っているようです。声帯が勝手に声を出してくれるのだ、と。

たしかに声のもとの音を出すのは声帯です。しかし声帯のある喉頭は、もともと気管や肺に飲食物が入るのを防ぐためのもので、気管の入り口にある声帯も、声を出すことを目的とした器官ではなく、異物が肺に入らないようにするための門でしかありません。

声帯を振動させて音を出すためには呼気が必要ですが、それも本来音を出すことが目的ではありません。私たちは空気を吸って肺に取り込み、肺から血液に酸素を送り、不要になった二酸化炭素などを呼気として排出します。つまり酸素を取り込んだあとの要らなくなった息を利用して、声帯を振動させているのです。

声帯から出た原音を声にするために重要な働きを担う声道、咽頭や鼻腔も呼吸器官の一部であり、言葉の発音を作るために欠かせない歯や舌や唇は消化器官の一部です。つまり、私たちが声を発するときには、呼吸や飲食のための、生きていくうえで不可欠な器官を巧みに利用しているということなのです。

ヴァイオリンでもピアノでも、楽器は楽器としての音を出すために設計され、そのための材質を吟味して作られています。弾かないときのヴァイオリンが掃除機になるとか、ピアノはじつは洗濯機としても使えるなんてことはありませんよね。

歌手は楽器として作られたわけではない身体を「楽器」として鳴らしているのですから、たいしたものです。同時に、声を出す専用の器官を持っていないのに、身体の他の機能を借りて話し、笑い、叫び、すすり泣くこともできてしまう私たち。なんともすごいと思いませんか。

だから声には身体のすべてが出る

第一章で、「声にはその人のすべてが出てしまう」とお話ししました。その理由が、この「声専用の器官などない」ということにようやく繋がってきます。声を出すことは、身体の他の働きをしている機能を巧みに利用し、全身を共鳴させて出すもの。だから声に身体の状態が出てしまうのはあたりまえなのです。

風邪を引いて鼻声やガラガラ声になるのは、声帯に近い声道のまわりの直接的な変化なのでわかりやすいですが、ほかにも肺や気管などの呼吸器に炎症があれば当然声にも影響しますし、口腔や鼻腔の異常も正直に声に反映されます。声帯そのものが荒れていたり、ポリープができたりしていたら、声がかすれたり声帯原音自体が出ないようなことになりますし、思い通りの振動を作れないために音程がとれない、ということも起こります。

そして、声を共鳴させたり音色を作ったりするのは声道だけではなく、身体中のすべての骨や筋肉、臓器などが関係しています。だから腰の痛みや足の骨折なども声に表れますし、気持ちが落ち込んで眉を寄せてしかめ面をしていれば、声も暗くなります。

余談ですが、数年前、ある国会議員の声に驚いたことがありました。話し方は丁寧で、内容もしっかりとしていましたが、その声は病院の重病患者のベッドにあるべきもので、とても普通に討論できる健康状態とは思えなかったからです。その後も何度か国会中継でその議員が映ることがありましたが、だらしなく居眠りしたりお喋りしたりしている議員が目につくなか、その人は背筋を伸ばして目をかっと開き、身じろぎもせずに審議に集中していました。声から判断するとほかのどの議員よりも身体状態は悪いはずです。しかしその毅然とした姿勢からは病気の影はうかがえませんでした。

重病であるはずの声が耳から離れず気になっていたのですが、それからしばらくして、その人が四〇年近くもがんとの闘いを続けてきたことを公表したと知ったのでした。あの議会での姿は今も目に焼きついています。それは文字どおり政治に命をかけていて、国民の信を担った国会議員としてあるべき姿でした。

声の変化に敏感に

このように、声には病気などが如実に表れます。そのほかにも身体の変化、たとえば女性の生理や妊娠なども例にもれません。アメリカで行われた調査では、女性は排卵期（＝妊娠可能期間）にも声が変化するという結果が出ています。排卵期は女性本人にもなかなかわからないものです。しかし体の中では卵胞ホルモン（エストロゲン）と黄体ホルモン（プロゲステロン）が増え、基礎体温が上昇するという大きな変化が起こっているので、それが声に表れることはまったく不思議ではありません。しかもその声の変化は、男性に「無意識に」感知されるそうで、排卵期の女性が近くにいると、なんとなくソワソワしてしまうということです。

さて、声は生命活動に必要な器官を借りて発せられ、全身を共鳴に利用しているということ、だからこそ直接的には発声と関係なさそうな臓器や骨や筋肉、さらにはホルモンの分泌にいたるまでもが声に影響してしまうということがおわかりいただけたかと思います。

声から病気を診断するアメリカの大学の試みでは、声に特殊なフィルターをかけてコンピュータで処理するのですが、私たちの聴覚でも、病気やその兆候の判断ができてしまうことが多々あります。

「あれ、なんだか声がいつもと違う」と思ったら、注意して声を聴いてみましょう。それは必ず、身体状態になんらかの変化があるということなのですから。

たとえば、心臓に疾患があると「サ行」「カ行」が不明瞭になりますし、睡眠不足や過労だと言葉の出だしが擦《かす》れます。逆に語尾の擦れや揺れは、呼吸の不安定さの表れです。急に声に芯がなくなってくぐもるようになったら、脳梗塞の予兆かもしれません。

以前、友人がこんなことを言ってきました。

「電話で久しぶりに話した母親の声がちょっと変で、どこかいつもと違うように思うの。本人はどこも悪くないと言っているのだけれど」

もちろんすぐに病院で全身の検査をするように勧めました。その結果、大きな病気――脳腫瘍がみつかったのです。

顎の出っ張りの謎

少し話は脱線してしまいますが、「言葉を話す」ということにまつわる身体の謎について最後に触れておきたいと思います。

「人類はいつから言葉を話すようになったのか」という言語の起源については諸説あり、まだはっきりとはわかっていません。しかし、私たちが今使っている声は、人類が言語を話すようになって作られたものです。言語の起源をさぐる試みは、人間の声がどのように変化してきたのかという検証にも繋がります。

人類の祖先が直立二足歩行を始めたことで喉の形が変化し、声道が広がったことで、母音と複雑な響きの音声を出すことができるようになりました。二〇〇万年前には言語に関係する脳の領域が拡大しつつあったという説もありますから、その頃にはすでに言語の萌芽があったのかもしれません。

脳は化石に残りませんし、現在発掘されている骨では検証不充分なので、真実にたどり着くにはまだまだ時間がかかるでしょうが、多くの研究者が、言語らしきものを獲得したのは二〇万年前〜一〇万年前ほどではないかと推測しています。ちょうどこの頃に古代型ホモ・サピエンスが現代型ホモ・サピエンスにとって代わられ、同時期に「頤《おとがい》（下顎の尖った部分）」が形成された形跡が発見されました。

頤は類人猿にもほかのどの哺乳類にも存在しないものです。現代の人類でも、喉頭がチンパンジーと同じ位置にある新生児にはまだありません。成長して喉頭が下がり、声道が長くなるとともに頤が現れるのです。そうしたことからも、頤はヒトの進化を考えるうえで間違いなく重要な形質だと考えられます。

それにもかかわらず、なぜ頤が形成されたのか、いまだに決め手となる答えは出ていません。現代型ホモ・サピエンスは上下の顎が後退しましたが、頤には発音に必要な多くの筋肉が集中しているために後退できなかった。つまり、言葉を話していたからこそ頤という形になって残ったという説もあります。

私は、まず最初に声量を抑えるコントロールが働いたと推測しています。当時の住居はおもに洞窟で、音がよく響いたので、声量の調節へと向かうのは必然だったでしょう。それとともに洞窟の豊かな響きに助けられて、唇と口腔の形を変化させることでさまざまな音を夢中で作りだしたのではないでしょうか。複雑な発音を生み出したコントロールが進化の証として頤を形成したように思うのです。

人間はもともと非常に大きな声が出せる動物です。赤ちゃんは身体が小さいのに、ときには周りの音をすべてかき消すほどの大声を出しますよね。それは、まだどこにも抑制がかかっていないからです。言葉を話せるようになっていくということは、声にさまざまなコントロールを加えていくということでもあるわけです。

頤の謎の解明にはまだまだ時間がかかりそうですが、いずれにしても言語の獲得によって、人類は経験や知識の伝達と蓄積が可能になりました。言語の発達が名実ともに人類を「ホモ・サピエンス＝知恵ある人」にし、四〜五万年前の進化の大躍進へと歩みを進ませたことは間違いありません。

第三章　あなたの声は社会によって作られている

身の回りの音があなたの声の癖を作る

　声を出すためには声帯だけでなく、呼吸や声道をはじめとする共鳴体としての身体が使われるという観点から「声にはその人の身体の状態が表れる」ということを第二章で述べました。声にはそのほかにも、生育環境やその人の職歴などがまるで履歴書のように表れます。さらに、話しているまさにそのときの精神状態までもが表れてしまいます。それが「声はその人のすべてを晒す」という所以《ゆえん》です。

　声にはひとりひとり特徴があります。それは指紋と同様に、ひとりとして同じ声はありません。声の特徴は、大まかに言えば「地声の高低」「強弱」「音色」によって決まります。

地声の高低――高い声・低い声といった声域は声帯の長さで決まる（身長が低いと声帯が短い＝声は高い、身長が高いと声帯が長い＝声が低い）ことは前に述べたとおりです。

声の強弱は呼吸と共鳴によって作られます。吐く息のエネルギー、つまり呼気の量とスピードが大きければ、単純に大きな声が出るわけです。また、共鳴のさせ方によっては同じエネルギーでも音量をより大きくすることができます。「大きい声の人」とか「響く声の人」は周囲の人の中からすぐに何人か思い浮かべられるのではないでしょうか。

「音色」は声帯の厚みや形や粘膜表面の状態のほか、呼吸にも共鳴にも影響されています。声帯粘膜やその周りの皮膚に炎症があれば、がさがさとした耳障りな音色になるし、共鳴のさせ方によって声に含まれる倍音がさまざまに変化します。

身長（骨格）と、それに比例する声帯の長さは素質、つまりほぼ固定された要素です。しかし話すときには、呼吸や共鳴腔の使い方、構音の仕方など、膨大な神経と筋肉の反応が複雑に混じり合います。それがひとりひとりの発声の癖を作り声の個性になっているわけです。

では、その発声の癖はどのようにできるのかというと、これは「今まで生きてきた環境から受け取った音」によって「作られて」います。環境とは、自分が属している世界すべてのこと。まずは母語、そして気候風土や住居の特徴、周りにいる人々の話す声、教育や職業などですね。

人は話すときに、聴覚で自分の声を確かめながら発声しています。それは先に述べたとおり「聴覚フィードバック」といいますが、同時に周囲の音すべてを聴いて、周囲の音に自分を適合させる「環境音フィードバック」というべき機能によっても、声の個性が決められていくのです。

たとえば大家族で常に大声が飛び交う賑やかな家で育てば、大きな声や響く声の出し方を身につけていきます。そうしなければ自分の要求や主張を聞いてもらえないですよね。逆に静かな環境で育てば、大きな声を出すことが必然的に少なくなるので、小さな声で話すようになるでしょう。

人は生まれたときから、環境音という膨大な音情報を「無意識に」取り込んで育ちます。聴覚はそれらの音を吸収し続け、脳に集積して分析し、その結果として脳で自分の声が「作られる」のです。

そうやって出した声を、聴覚は常に受け取りながら「ちゃんと発音できているか、音量はどうか」などの微調整を瞬時に行うだけでなく、生活している環境にも適合するように長期的な調整をしていくのです。それが「発声の癖」となり、その人独自の声になるというわけです。「癖」という言い方はあまり適切ではないかもしれませんが、癖というものは自分でやっているようでいて、じつは脳の習慣性によるものです。だから人に指摘されるまで気づかなかったりするのですね。脳内にはその癖に至った理由が必ずあります。それは発声の場合も同じなのです。

環境によって作られる民族の声の特性

さて、環境音フィードバックというものは、生活環境から聴覚が取り込んだすべての音によってひとりひとりの声の個性を作ることと同時に、民族や国家という大きなくくりでの声の特性も作り出します。

たとえばヨーロッパの石造りの住宅の多い地域では、人々の声はおおむね低く深くなります。おおざっぱな地域性でいえば、ヨーロッパから東に進めば進むほど、民族的な声の特徴は、薄く扁平《へんぺい》になります。世界各地に旅行されたことのある方は、それらの声の変化を肌で感じられたのではないでしょうか。テレビなどの海外ニュースや海外のドラマ、映画でも、そのような民族や国や地域による声の違いはよくわかるかと思います。

古くから石造りで天井の高い建物が多いヨーロッパでは、建物の中で発した声はよく反響します。エコーみたいなものですね。自分の声の反響を受け取った聴覚は、「よく響いているな」と満足するわけです。そうすると無理に声を張り上げる必要がないので、喉は自然に緊張を緩めリラックスします。リラックスすると共鳴腔が広くなる。その結果、声は深みを帯びてより響くようになります。

そういう声を自分の内外で聞いていると、身体は「喉まわりの力が抜けて響く発声」を選択するようになります。そのほうが合理的で楽ですから。しかもヨーロッパの人々は体格的に胸が厚いので、低い倍音がよく響き深い声に聞こえます。そういう住環境に適した声を選択して出してきたから胸が厚くなったのか、あるいは胸が厚かったからそういう響きになっていったのか、それは鶏と卵のようなもので、どちらが先なのかはわかりません。おそらく相乗的に作用し合ってきたのでしょう。

ヨーロッパから中東にさしかかると、鬱蒼《うっそう》とした森がなくなり、むき出しの岩や低木が目立ちはじめます。現在の中東地域の都会部では高層ビルが林立していますが、庶民の住宅は伝統的に土に藁《わら》などを混ぜて固めた日干しレンガで作られていました。中東の人々は体格ではヨーロッパの人々に劣りません。しかし発声は、喉を締めて声道の手前の浅い位置に共鳴させています。砂漠が多く乾燥した風土、石ではなく土でできた家が培《つちか》った発声です。声の響く建物がまったくないわけではないのですが、アラブの人々の声は男女ともに甲高いのです。低い声が出せるだけの声帯の長さがあるのに、テンションのかかった高い声で話すのですね。

これはイスラム教を信仰する地域で一日に五回も響き渡る「アザーン」の影響もあることでしょう。アザーンは礼拝の時間を知らせるものですが、五〜六分も続く朗々たる詠唱です。多くは街頭に設置されたスピーカーから大音響で流されます。

またイスラム教は宗教でありながらも生活に根を張った生き方そのものなので、幼いうちからコーランを聞いて育ち、声を高く張りあげ情熱的に唱える習慣が身についています。それも甲高い発声を作った一因でしょう。

話は少々脇道に逸れますが、イスラム過激派アルカーイダの司令官で、二〇一一年にアメリカの特殊部隊に暗殺されたとされているウサマ・ビン・ラディンは、身長が一九三センチもありました。ということは、長い声帯を持っており、本来なら低く深い声が出るはずです。しかし声明などで聞く彼の声は、驚くほど甲高い声でした。司令官としては率先してイスラムらしい声で話す必要があったのでしょう。しかしそれは欧米の人々には大きな違和感を与えたはずです。欧米では男性も女性も低く落ち着いた声が分別のある大人の声であるという共通認識があるからです。価値観の違いにしても、ビン・ラディンの声が憎悪に直結したことは想像に難くありません。もしもビン・ラディンの声が一オクターヴ半ほど低い重低音であれば、欧米社会の彼に対する印象がまったく違うものとなり、もっと距離を縮めての話し合いができたのかもしれないと思うのです。それほど声は、好感も嫌悪感も、聴く人の脳の奥深くで無意識に作り出してしまうものだと私は考えています。

日本の伝統的美意識は雑音にあった

さて、さらに東に進んだアジアの街では、藁や木でできたこぢんまりとした家が長屋のように並んでいます。一般的にアジアの人種はヨーロッパや中東の人々に比べて身長が低く、胸も薄く体格全般が小柄です。そんな体格に合わせるかのように住居も小さめです。アジアの極東にある日本の伝統家屋も天井は低く、木と草（畳）と紙（障子、襖《ふすま》）で作られています。こうした建物では声はまったく響きません。響かないと喉に力が入り、胸ではなく喉の上方で響きを作る発声になります。ヨーロッパの人々の声が石によって作られた声なら、日本人の声は木と紙によって作られた声だといえるでしょう。

ところで先に「声の価値観」という言葉を何気なく使いましたが、どの国、どの地域にも、それぞれの場所に根差した「声の美意識」というべきものがあります。ヨーロッパの声の美意識は「低く深く響く」ことにあり、中東では「甲高く情熱的」であることにありま す。その中で、日本人の伝統的な声の美意識はというと、面白いことに「雑音」にあるのです。

西洋から東洋に向かうほど街がうるさくなる、とはよくいわれることです。西洋の建物では音が響くので、一つ一つの音を研ぎ澄ませ、雑音を排してきました。街の中にも必要最小限の音しかありません。そんな音に対する意識は楽器にも反映され、一つ一つの音が澄んで正確なピッチで出るように設計されています。だから和声や合唱、合奏のハーモニーを生み出せたのです。

一方、東洋の街にはさまざまな音が溢れ、澄んだ正確な音が作られないために、ハーモニーは生まれませんでした。中国も韓国も日本も、ハーモニーのある合唱や合奏を行うようになったのは西洋の音楽が入り込んでからのことです（日本では西洋音楽が正式に導入された明治以降から。雅楽など伝統的な合奏は複数の楽器が一緒に奏でているだけで、ハーモニーではない）。住居も防音効果のある石ではなく、紙と木という家の外でも中でも音が筒抜けになる素材で作られてきたので、雑音はどこにでも入り込みます。日本人が虫の音を愛するのも、外と内が隔絶されておらず、自然の音や空気が簡単に家の中に入り込む環境だったからでしょう。ヨーロッパの人々が雑音として排したものが、日本人にとっては風情として好ましく受け入れられました。日本人は静まりかえったところにポーンと響く澄んだ音よりも、そこここにある雑音に価値を見いだしたのです。

大陸から渡来した楽器もわざわざ雑音を出すように改造されました。三味線には「サワリ」といって弦が触れるたびに雑音を出す仕組みがあります。笛類は風のような音を出したり、あるいは異物を入れることでわざわざ澄んだ正確な音程を出せないように作られたりしました。つまり、ハーモニーがない代わりに、雑音をまとわせることで表現力を生み出したのです。

そんな音の美意識は、やはり雑音の入った声に説得力を見いだしました。天井が低く響かない住居で人の耳目を集めるには、声を一段と高く張り上げるか雑音を際立たせるかしかありません。張り上げた声は、その喉の状態が相手にも伝わるので不快感を与えます。そこで雑音をほどよく混ぜた声が説得力を持ったのです。その一例として、辻弁士《つじべんし》やバナナのたたき売り、がまの油売りなど、街角で人々を集める口上には独特のリズムと多くの雑音が入っています。

そういえばまさしくその声で強い印象を残した政治家がいましたね。一九七二年〜七四年に二期の内閣総理大臣を務めた田中角栄氏は「一対一で会ったら必ず取り込まれるから気をつけろ」と言われたほど、声で人を意のままに動かした政治家でした。角栄氏といえば、まずは独特のだみ声を思い出す方が多いのではないでしょうか。角栄氏の体格や骨格から判断すると、本来は金属的な澄んだ声の持ち主のはずです。しかし政治家になりたての頃に畑や田んぼで働く人々の中にどんどん入っていき話をした経験から、戦略的に雑音の混じった浪花節を思わせる声を獲得していったのでしょう。やがて角栄氏が来るとなると、どこの会場も超満員。日本人の心をぐっとつかむ雑音を含んだだみ声で「いやあ、どうもどうも」と聴衆を惹きつけ、和やかな雰囲気を作ってから大いに沸かせる演説はたいしたものでした。

西洋の澄んだ音に日本人の耳がすっかり慣れたのは、音声・映像メディアが全国に浸透しきった一九七〇年代後半あたりからです。今の若者は澄んだ声やハーモニーを好む、いわば西洋耳になっていますが、昭和前半生まれの年配者にはおそらく今でも、雑音のある声のほうが説得力を持って聞こえるのではないでしょうか。

日本人女性の声は異常に高い

さて、前にも述べたように、私たちは周囲の環境に応じて「無意識に」自分の声の適合化をはかっています。人は環境に声を適合させ、それが発声の癖になるのですが、適合化を過剰に行い、さらに心理的な抑圧が加わると、声は本来の地声とは違う作り声になります。作り声は聞いていてあまり良い印象を受けないものですが、「声にはその人のすべてが表れる」という点から、作り声について考えてみましょう。

私はいろいろな場所で、一般の人が普通に話している声を分析しているのですが、最近の若い女性の声の高さが非常に気になっています。身長が低ければ声帯が短いので声が高くなるのは当然です。しかし一様に身長が低いわけではなく、かなり高い女性も多い。それなのに声の高さは声帯の長さに見合わない高音です。女性同士でも男性と一緒でも、声の高さにあまり変わりはなく、無理に高くしているのでハイテンションに感じます。周波数だと三五〇ヘルツ前後で、これは先進国の女性の中では信じられない高さです。

女性の声の高さは「未成熟・身体が小さい・弱い」ことを表します。女性がそのような声を出すのは、男性や社会がそういう女性像を求めていて、女性が無意識にそれに過剰な適合をしようとしているということなのでしょう。社会進出における男女格差を「ジェンダーギャップ」といいますが、世界経済フォーラム（WEF）が公表しているジェンダーギャップ指数（男女平等ランキング）によると、日本は一四四か国中一一四位（二〇一七年）です。これは毎年順位を下げ続けていて、とうとう過去最低を更新してしまいました。

この順位を見る限り、とても先進国とは言えません。日本人女性が異常なほどの高い作り声で話すのは、女性が素の自分でいられない社会だということです。そこにジェンダーギャップとの相関関係を感じずにはいられません。

ちなみにジェンダーギャップ指数の上位にはノルウェーやフィンランドなどの北欧圏が多く、ドイツも一二位です。それらの国々は出生率や議員の女性比率が高く、文字どおり「女性が活躍できる」社会を作っています。また国連が発表している「世界幸福度ランキング（二〇一八年）」によると、国民が感じる幸福度の第一位はやはりフィンランドでした。ジェンダーギャップ指数上位の国は幸福度ランキングでも上位です。ちなみに日本は前年の五一位からさらにランクを下げて五四位。G7の中で最下位でした。

社会の不安感は声に現れる

一般の日本女性の声だけでなく、テレビに出演する女性アナウンサーの声にも同様のことが言えます。私は女性アナウンサーの声は、社会が求める声を鏡のように映しているように思えてなりません。

戦後から一九七〇年代半ばまでの日本の女性アナウンサーは、喉を締めつけたとても高い声で、息は短く語尾に余韻のない硬い声が主流でした。自由な発声を押さえ込んだその声は、超が付くほど男性優位であった日本社会が求めた女性の姿そのものです。

しかし八〇年代になってバブル期に入ると、一般の女性の声がぐっと低くなりました。それにつられるように、女性アナウンサーの声も落ち着いた低い声が聞かれるようになりました。この頃は若者が次第に海外に留学するようになり、また親の海外赴任で外国の教育を受けた帰国子女が増えた時期でもあります。そして女性も男性に頼らずバリバリと働くようになり、服装も力強さを象徴するかのように肩幅の広いジャケットなどが流行していたものです。また、それまでの女性アナウンサーは小柄な人が圧倒的多数だったのですが、この頃から身長の高い女性も登場してきました。だから地声自体も低くなったということもあります。

そしてCNNなどの英語のニュースが日本でも流され、バイリンガルの女性アナウンサーが増えた時期でもありました。アメリカの女性アナウンサーの声はとても低いので、日本でもバイリンガルの女性は地声よりもさらに低めの声で話していましたね。

しかしバブルが崩壊し、混沌とした九〇年代を経て二一世紀が明けてみたら、再び女性アナウンサーの声が高くなり始めたのです。社会全体でも女性も男性も保守的になって、身を縮こめて数十年前の価値観に戻ろうとしているかのように見えます。

社会の不安感は声に反映されます。戦争や不況や金融危機、大災害などによって社会が不安定になると、人々の声は高くなります。危機を感じた人々の脳からはストレスホルモンが出て全身の筋肉を固くします。当然ながら喉周りもリラックスできないので固く張り詰めた声になります。そうやって出された声がそこかしこで聞かれるようになると、ストレスホルモンが出ていない人も、その声に影響されます。これは環境音フィードバックと同様、周りの声に合わせ適応しようとする聴覚の働きでもありますが、ミラーニューロンという共感と同調の脳の仕組みの働きによるものでもあるのです。

社会不安を反映して声が高くなるのは政治家も同じです。戦争が近づくと政治家の声が高くなることは、第二次大戦直前の各国首脳の声にもはっきりと表れています。その声はラジオなどの音声メディアを通じて人々に言いしれぬ危機感を植えつけました。

現在の状況を見ると、日本が向かっている方向が心配になります。社会が不安定なときこそ、政治家は穏やかな落ち着いた声で話すべきですし、アナウンサーは喉の力を抜いて、柔らかく低く、しかし明るい響きを持たせた声で話してほしいものです。

マニュアル化される声

作り声は「本当の自分の姿を出したくない」という思いの表れでもあります。女性の話を先にしましたが、作り声をしているのは女性だけではありません。日本ではほとんどの人が個性を抑圧し、多かれ少なかれ作り声をしています。

その一つとして、日本には、話す人が違ってもまるで同じ人であるかのような「職業声」があります。その仕事に就く人は「自分はこんな声にならないといけない」と思い込んでいるかのようです。

特に接客業や営業職に多く見られる職業声は、まるで声をマニュアルや制服と同じように扱っているように感じます。自分の本来の声を職業声で覆ってしまうことで、「仕事を言われたとおりにやっていますよ」「自分はこの仕事をする人になりきっていますよ」と暗に示しているのです。自分の個性を消してうわべの職業声で話すことは、厳しい見方をすれば、人間対人間の場面で、個人を放棄しているとも言えますね。個人の放棄は責任の放棄ともたやすく繋がります。

制服を着てしまうと組織の一員となって個人は消える。職業声も同じです。仕事に個性などいらないということでしょうか。しかし一日の三分の一は仕事をしているわけですから、その時間を制服のような借り物の声で話すことは、気楽ではあるかもしれないけれど、心身には大きな負担であろうと思います。

声のマニュアル化に関連して言えば、日本では二〇〇〇年代初頭あたりから、少女のような甲高いアニメ声がテレビのナレーションなどにも使われるようになりました。

アニメ声は一〇歳前後の小学生の声の高さと発声を大人が模しているものです。さまざまに場所でアニメ声が聴かれるようになると、一般の若い女性もアニメ声を真似るようになりました。意図しているわけではなく、テレビなどでよくみかけるタレントの声に、知らず知らずのうちに自分の声を似せてしまう同調作用です。コンビニやファミリーレストランなどでも接客にアニメ声が増え、街でも大人の女性が、普通の顔をしてアニメ声で話しています。それはとても異様な光景で、まるで成熟に背を向けているようにさえ感じられます。

自らの声に自覚的になるということ

ここに挙げたのはほんの一例にすぎませんが、このように、私たちが日々発している声は、社会に影響を受けて形成されています。だからこそ育ってきた環境や性格が声に表れるのみならず、環境への適合化を過剰に行うがゆえに、声はあなたの心の内にある不安感や恐れ、弱さまでも透けてみせてしまうのです。「声にはその人のすべてが出る」ということについて、多少なりともわかっていただけたでしょうか。

現在の日本はグローバル化などと言いながらも、国内では異質なものに対する寛容度がどんどん低くなっています。作り物の声はどこか疲れていて、誰にともなく助けを求める悲痛な叫びのようにも感じるのです。

声は生涯をとおして自分を表現していくために欠かせないものです。しかしその使い方を誰からも教えられず、自分だけの声の個性を認める機会も与えられません。人と同調し、自分を主張しない——人より目立たないことが何より大切であるかのような日本人の声とメンタリティは、恐ろしいほど一致しています。「同調せよ」とたがいに圧力をかけ合いながら、ひとりひとりは心理的に抑圧されて、その生きづらさに苦しんでいる。

しかし押し殺してきた、あるいは周りに合わせて作ってきた声の裏に、生き生きとした本当の声があるのです。目立たないように人と同じことをしてきた行動の影に、自由で伸びやかな個性があるように。それは自分の声と真剣に向き合うことで取り戻すことができるのです。それは本書の後半でお伝えしたいと思います。

第二部 人を「動かす」声の力

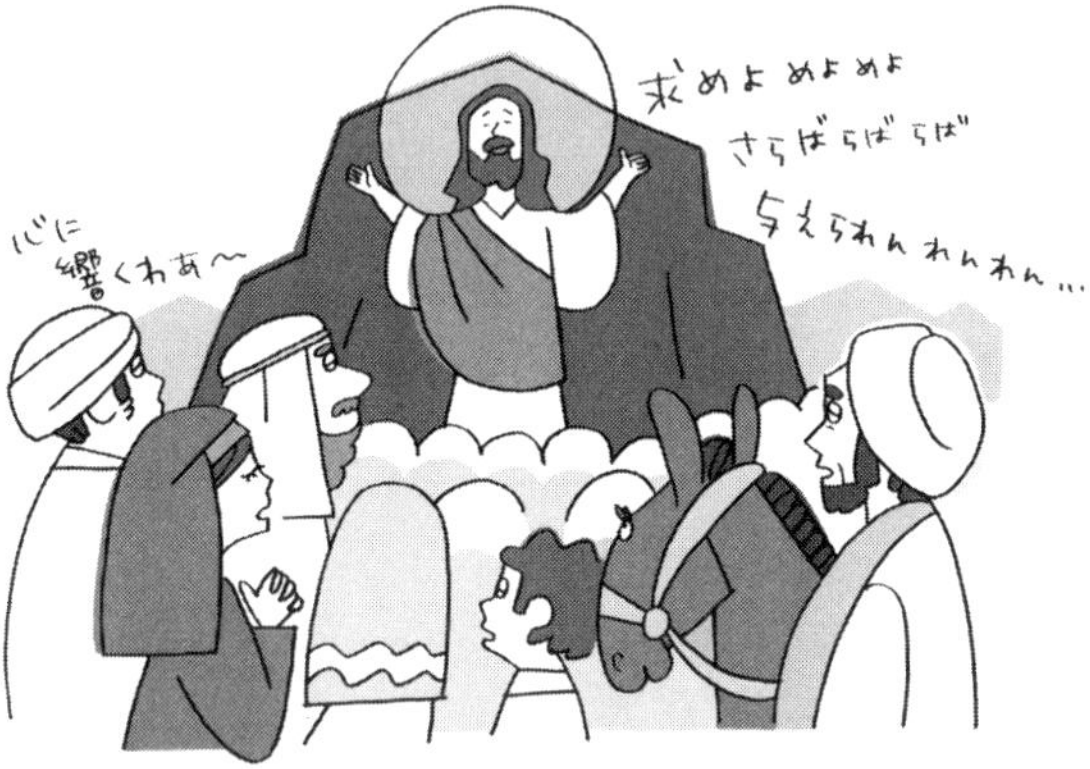

第四章　教会の天井はなぜ高いのか

私たちを取り巻く声の影響力

　長年にわたり声をリサーチしてきた私の実感なのですが、日本では社会的地位の高い職業の人の声にがっかりすることが多々あり残念に思います。企業のトップや医師や教師、弁護士などは人を導いたり、人の人生に深く介入したりする職業ですから、声が非常に重要だと思うのですが、説得力がなく、気持ちが通わない声が多く見受けられるのが現状です。原稿を棒読みしているだけの眠気を誘う声、生き生きとした個性が全く感じられない声、陰にこもった弱々しい声、心を閉ざしたような声、狂暴そうな声など……。自分の声によって人を励ましたりやる気を出させたりする、という意気込みや工夫が感じられません。しかし日本では声の使い方を顧みる機会がないのですから、当然のことなのかもしれません。

そんな日本と比べるとアメリカは「声の先進国」と言えます。声という音の影響力が世界に先駆けて研究され、よく周知されたうえで実際に応用されるという意味で先進国なのです。アメリカでは、ビジネスリーダーや政治家は人の心を動かす「自分の声」を持っていて、その声の力で自分を取り巻く環境と自分自身をプロデュースしているのです。肉声こそがもっとも身近で、もっとも力強く、その人自身を表現する手段であり、その表現あっての仕事だということが広く認知されているわけですね。

日本ではその認識がとても希薄です。しかし私たちを取り巻く声が、私たちに無意識のうちに影響を与えているというのは、これまで見てきたとおりです。人は語られた言葉よりも声によって知らないうちに心を動かされていることを考えると、私たちが普段聞いている他人の声——政治家からニュースキャスター、タレントやミュージシャンにいたる多種多様な声について、私たちはもう少し自覚的になる必要があるでしょう。

第二部では、声の「他者への影響力」を、さまざまな事例や具体例を通して分析していきます。この章では、古代から声の影響力に自覚的であった「宗教」を題材にとってみましょう。

五〇〇〇年前の遺跡にある「不思議な部屋」

人間は言葉を話すようになったときから、腕力などとは別種の強大な力を得ました。言葉はそれ自体が力を持つものですが、さらに「声の力」を知って言葉を使った者は、人々を意のままに動かしてきたといっても過言ではありません。

古代において、声は魂が宿った生命そのものだと考えられていました。現代まで綿々と受け継がれてきたシベリアやアフリカのシャーマニズムの伝承によると、神も悪魔も声に宿るとされ、人を病にするのも治すのにも声は大きな役割を担ったということです。

地中海の中央にマルタ島という小さな島があります。この島には巨石神殿などの遺跡が点在していますが、そのひとつ、パオラという場所には「ハル・サフリエニの地下墳墓」という構造物があります。紀元前二五〇〇年頃に作られた葬祭場と納骨堂で、現在は世界遺産になっています。この構造物は地下に三層にわたっていて、第二層にはいくつかの部屋があるのですが、そのうちのひとつである「神託の部屋」と呼ばれる空間は、特殊な音響効果を起こす構造を持っており、研究者を驚かせました。

この部屋では女性の声はすぐに消えてしまうのに、男性の声の低い周波数帯だけが強く反響して、骨を震わせるような共振を起こします。その周波数は七〇～一一〇ヘルツで、最大で八秒もの残響があるといいます。世界の名だたるコンサートホールでも残響は一・五秒から三秒程度ですから、部屋そのものが音を反響によって伸ばし増幅する装置のようなものなのですね。実際にその音を再現した研究者は「自分の中を声の響きが突き抜けて、同時に深いリラックスの感覚がもたらされた」と述べており、脳活動のモニターでも変化が確認できたといいます。

アイルランドにも同様の事例として「ニューグレンジ」という遺跡があります。ここはハル・サフリエニ地下墳墓よりさらに数百年前に作られたものですが、この遺跡でも音が特別に響く場所が発見されました。

五〇〇〇年も前に生きた人々は、声に含まれる特別な周波数の音が心身に及ぼす影響を知っており、それを増幅する音響設計をしていたのです。人の生死にかかわる場面で声が大きな役割を果たし、その経験則によって、声の影響力を最大に使うための建物を作ったということでしょう。

つい最近のことですが、ロシアのゲノム研究グループが興味深い論文を発表しました。それは「声に含まれる周波数が体内の遺伝子を修復する」というもので、ハル・サフリエニの音響研究グループの実験とも通じるものがあるように思います。具体的な研究結果の公表が待たれるところです。

ハル・サフリエニでは男性の低い声だけが反響し増幅されました。ちょっと似た例として、アジア中央部に位置し、今でもシャーマンが実在しているアルタイ共和国の「カイ」を思い起こします。「カイ」は喉歌といわれる特殊な歌唱法で、声に含まれる倍音を強調することによって、人の声とは思えないさまざまな響きを生み出すものです。つぶれたような地声と口笛のような高い音を同時に出すモンゴルやトゥバ共和国のホーミー（ホーメイ）は日本でもよく知られるようになりましたね。これも喉歌の一種です。カイには超低音の地を這うような倍音唱法があります。これを聴くと別の時空に迷い込んだように感じるとか、自然に回帰するような感覚を持つ方が多いようです。そして不思議な心地良さが全身を巡ります。私には、古代のシャーマンが使ってきた声の治癒力とはこういうものだったのではないかと感じられました。

石の壁を背にしたキリストの声

声を使って病を治したり邪気を払ったり、人の生死すら左右した古代シャーマニズムは、それ自体が原始宗教であったといえますが、やがて具体的な言葉として神の教えを語る指導者が現れ、そのもとに人々が共同体を作ると、それが宗教となりました。

マスメディア（情報を不特定多数に同時に伝達する媒体）がなかった時代、つまりテレビやマイクやスピーカーはもちろん、印刷技術すらなかった時代には、教えを語る始祖や指導者の声は、共同体の形成と拡大の段階で非常に大きな役目を担ったであろうと推定されます。

そこで世界三大宗教といわれるキリスト教、イスラム教、仏教について、声に着目して調べたところ、面白いことがわかりました。

まずイエス・キリスト――二〇億人を超える信徒を持つ世界最大の宗教であるキリスト教の始祖について見ていきます。イエス自身はもともとユダヤ教の信徒でした。キリスト教の聖書は旧約聖書と新約聖書から成っていますが、旧約聖書はタナハというユダヤ教の聖典とほぼ共通です。ユダヤ教聖典に出現を予言されていたメシア（救い主）がイエスである、とするのがキリスト教、それをいまだ認めないのがユダヤ教です。イエス出現後にその行状や教えをマタイ・マルコ・ルカ・ヨハネといった弟子たちや文筆家がまとめたものが新約聖書ですが、この中にはイエスが声の力を存分に使ってきたことが推測される描写があります。

たとえばマタイによる福音書に「山上の垂訓《すいくん》」といわれる説教のシーンが書かれています。この説教は大変有名で、「汝《なんじ》の敵を愛せ」「狭き門より入れ」など、キリスト教徒にとっての中心的な教えが語られています。説教が行われた場所は、山の上というよりは小高い丘だったようで、多くの群衆が集まったと書かれています。反響するもののない外の空間で、群衆を感動させるほどの説教ができたのは、よく響く声を持っていた証拠だといえるでしょう。

また、イエスはカファルナウム（カペナウム＝現イスラエル内にある地名）を宣教の中心地としました。当時の住居の多くは玄武岩を基礎にした小さな家でしたから、裕福な広い家に招かれたときでなければ、普段のイエスの説教は戸外で行われていたはずです。人々は壁にもたれ、あるいは石段に腰掛けて説教を聴いたことでしょう。

石は音を反響させます。石の壁を背にしたイエスの声は朗々と響き、道行く人の足を止めさせ、語る言葉に聞き入らせたのではないでしょうか。山上の説教ではいくら響く声でも、傾斜のある丘に集まった多くの群衆に声を届けるのは至難の業です。おそらく背後に岩か石があったと思われます。イエスがよく響く声の持ち主であったこと、そして山上に岩があったことが、有名な説教が成立した条件です。丘を埋め尽くすように集まった群衆に語りかけるイエスの声は岩に反射して広がり、愛を説く言葉は、悩み苦しむ人々の心の奥深くへと浸透していったことでしょう。

洞窟で啓示を受けたムハンマドの声の秘密

イスラム教の始祖ムハンマドにも、やはり岩とその反響が関わっています。アラブ人のムハンマドは、幼い頃に両親を亡くし、成人すると貿易商になりました。二五歳で裕福な商人であった一五歳年上の妻と結婚し幸せな生活を送っていましたが、あるときから、メッカ（マッカ）近郊のヒラー山の洞窟に籠もるようになります。ここからムハンマドの人生は大きく変わるのです。

ある日、洞窟にいたムハンマドの前にジブリール（キリスト教でいう大天使ガブリエル）が現れます。

イスラム教とユダヤ教とキリスト教は歴史上何度も対立し、大きな紛争を起こしてきましたが、もともとキリスト教とイスラム教はユダヤ教から派生した兄弟宗教です。ユダヤ教の聖典タナハとキリスト教の旧約聖書の神「ヤハウェ」は、イスラムの唯一絶対神「アッラー」でもあります。

さて突然現れたジブリールは、恐怖におののくムハンマドを押さえつけて「誦《よ》め」と命じます。同じようなことが何度も起こり、そこで誦まれたものが後のコーラン（クルアーン）となりました。ここで「読む」ではなくあえて「誦む」という字を用いたのは、声によって成立した言葉だからです。そもそもコーランとは「誦まれるもの」という意味なのです。

ムハンマドは神の言葉を預かる「預言者」という位置づけですが、いささか唐突に思われる預言者への変貌が、次のように「声」から推察するととても納得がいくのです。

洞窟の中では、声は岩に反射し、ときに増幅され不思議な響きを生みます。先に述べた遺跡の中の声を響かせる特別な部屋と、洞窟のエコー効果には共通するものがあります。しかも洞窟のほうが岩の形状や材質によって、高い周波数の音も低い周波数の音も複雑に響かせます。洞窟の中で反響し、何倍にも増幅されて響く自分の声を聴いていると、聴覚は「充分に声が出ている。もっと楽をしなさい」と、神経系統に伝えます。そうすると喉の締め付けがなくなるので楽に発声ができ、身体はリラックスしてより楽に響く声が出るようになります。その発声を聴覚が受け取ると、さらに喉が楽になるというプラスの循環を起こすのです。何日も何日も洞窟で声を出し続け、その声を聞き続けて、やがて聴覚のフィードバックの作用で身体はリラックスし楽に響く声になっていく。そこにはロシアのゲノム研究グループがいうところの「ＤＮＡに働きかける周波数」が含まれていたのかもしれません。ムハンマドは洞窟の中で「声によって」大きく変容したのではないでしょうか。

洞窟で受けた啓示のことを聞いた妻はムハンマドを応援し、多くの人に伝えなさいと励まします。それはムハンマドの変化を目の当たりにして、なにか神がかり的な奇跡が起こったことを悟ったからではないでしょうか。

まもなく最初の信徒になった妻に支えられ、ムハンマドは多くの人に洞窟での啓示を伝え始めます。洞窟の中で「楽な発声」を身につけたムハンマドの声は、別人のように響いたことでしょう。そのような変容を遂げたムハンマドの背後に、人々は偉大なる神アッラーの実在を確信したことでしょう。

古今東西、聖人といわれる人々は、神の声を聞いたり奇跡を見たりして、信仰に捧げる人生へと生き方を変貌させています。そのとき、奇跡が起きる聖なる場所は、なぜか洞窟が圧倒的に多いのです。「平和の祈り」で有名なアッシジの聖フランシスコも、享楽的な生活を送っていたそうですが、やはり変容期には洞窟に籠もっています。

岩に囲まれているため、雑念を払って思索や祈りに集中しやすかったということもあるのでしょうが、洞窟の中で起きる音響効果による心身への影響は、特に現代のような映像メディアがなかった時代には絶大だったはずです。

仏教の経典は声で取捨選択された？

さて、日本人にとって身近な宗教である仏教はどうでしょうか。

仏教と聞くとまずはお寺のお堂とお経をあげる僧侶の姿を思い浮かべます。しかしお経は日本語ではありません。何を言っているのかわからないという方がほとんどではないでしょうか。

仏教はインド北部でゴータマ・シッダールタ（釈迦）を開祖として発生し、日本には中国を経ておよそ一〇〇〇年後の飛鳥時代に伝来しました。その後、多くの宗派に分かれましたが、渡来から一五〇〇年後の今でもお経はサンスクリット語の音写か漢訳のままです。僧侶か仏教の専門家でなくてはお経の意味はわかりませんよね。

初期仏教の時代、修行の末に悟りを開き仏陀（覚者）となった釈迦は「応病与薬」といわれる説法をしたと伝えられています。病気の症状に合わせて薬を飲ませるように、問題や悩みの内容やそれを訴える人に応じて臨機応変に答えていたということです。筆記もされていませんから、釈迦の入滅後には「私はこう教えられた」「私は正反対のことを言われた」などと混乱が起こりました。さらに「釈迦がいなくなったのだから好きなように解釈して自由に修行をしよう」と言い出す人々も出てきたので、弟子たちが集まって釈迦から聞いた教えをまとめようとしました。これが結集《けつじゅう》という集会です。釈迦を直接知る弟子が中心となった第一回目は、山地の七葉窟《しちようくつ》という奥行きが四〇メートル近くある洞窟で行われました。やはり洞窟です。

結集ではまず「エーヴァム・マヤー・シュルタム（如是我聞《にょぜがもん》）」と唱えられました。これは「このように私は聞きました」という意味です。この言葉に次いで、自分が聞いたり体験したりした釈迦の教えを語ったわけです。当時は崇高なことは文字にしてはいけない決まりがあったので、釈迦の教えは声と耳によってのみやりとりされました。そもそも「結集」とはサンスクリット語で「サンギーティ」といい、「合誦《がっしょう》」を意味する言葉です。

ちょっとここで想像してみてください。声の響きを良くも悪くも増幅する洞窟で、ひとりずつ釈迦の教えや釈迦との思い出を語り、それに真剣に耳を傾ける弟子たち。そこで「このように私は聞きました」と唱える声が弱々しく心に届かなかったら、その言葉は残されることはなかったでしょう。同じように、その言葉に嘘が含まれていたなら、あるいは自己保身や権力欲が含まれていたなら、洞窟の音響効果ゆえに、それは何倍にも増幅されてしまったことでしょう。

書かれた文字を読むだけであれば、人は感情をある程度は隠せます。しかし結集でそれは許されず、ひとりひとりが自分の脳から言葉を紡ぎ出しました。それはいくら隠そうとしたところで思惑が表れます。

「このように私は聞きました（本当は聞いていないけどね）」

「このように私は聞きました（嘘をついて自分の考えを言ってしまえ。バレないだろう）」

……なんだか現在の国会中継を聞いている気分になってきましたよ。

優れた判断力を持った弟子や識者は、語られた言葉だけでなく、洞窟の音響効果を味方にして声に含まれる思惑からも真偽を定めたことでしょう。その取捨選択の結果、確かなものとされ、改めて脳裏に刻まれた教えが仏教の法（ダルマ）の基礎となったのです。それは再び暗誦《あんしょう》によって伝えられていくことになりました。

さらに三〇〇年あまりのうちに結集は重ねられ、第四回結集で初めて書写されました。経典として編纂《へんさん》され、それがアジアを中心とした仏教の版図の拡大とともに伝えられていったのです。

さて、現在の私たちの耳に触れるお経が二千数百年前に釈迦の弟子たちによって洞窟で吟味され、口伝されてきたものだと思うと、なんとも感慨深いものがあります。それだけでなく、お経には「声の力」に関わる秘密があるのです。怪しいものではなく、いたって科学的な話です。これはまた第三部で述べます。

カトリック教会の天井が高いわけ

さて、洞窟の中で起こる音響的・心理的効果をさらに高めて、それを建築にとりいれたのがカトリック教会です。

初期にはビザンチン様式といわれる、大きなドームを持つ教会が作られました。あたかも巨大洞窟です。その中では司祭の声が反響してドームで渦巻き、頭上から降り注いできます。マイクもスピーカーもない時代ですから、増幅されて響く司祭の声は会衆を圧倒しました。会衆すべてが洞窟同様のエコー効果に包まれたといっても過言ではありません。古くからそうした設計の教会が建てられていたことからも、キリスト教が声の影響力に非常に自覚的であったことがわかります。

さらにロマネスク様式、その後はゴシック様式といった、音を長く残響させる聖堂が作られました。これらの様式で司祭が立つ祭壇は、特に声が響くように設計されています。カトリック教会が大きな権力を持っていたこの時代は、音楽も学問も教会を中心に発達しました。知識と技術、そして芸術の融合が教会という宗教共同体で体現されたのです。司祭の声、それに呼応する会衆の声、そこに聖歌やパイプオルガンが荘厳にからみます。教会は音で満たされ、音で神を体感する異空間でもありました。

そういえば、ある人がフランス旅行をした際に観光のひとつとしてノートルダム大聖堂に足を踏み入れたところ、降り注いできたパイプオルガンの音に圧倒され、まさしくそこに神の姿を見たように感じ、帰国してから勉強して洗礼を受けたという話を聞いたことがあります。一三世紀に完成したこの聖堂はゴシック様式で全長は約一二七メートル、塔を含む高さは約六九メートルという巨大建築です。

人は言葉だけでは動きません。西洋の論理とレトリックが発展を続けた時代に、教会は論理を超えた神秘を声と音によって作り出しました。神の代弁者として語る司祭の声は、音響効果によって言葉の価値を何倍にも大きくして人々の心を動かしました。心が動かされるということは、第一部で説明してきたように、脳の旧皮質、本能部分が刺激されるということです。理屈や理性を超えたところで作用するということですね。ですからこのような感動体験は、いかなることもやり遂げる原動力になり得たことでしょう。

かつてローマ帝国時代には迫害の対象であったキリスト教は、爆発的に信徒を増やし、版図を拡大し、良くも悪くも歴史を大きく動かしました。新聞もテレビもなかった時代に、巨大建築とその音響効果は、一度に多くの人々に宗教的な言葉と体験を浸透させるマスメディアとしての役割も果たしていたのです。

口伝の達人は声で伝え人を動かす

ここまで見てきた宗教とは異なりますが、「声によって伝える」文化は世界各地にありました。西アフリカには、何代にもわたる部族の膨大な系譜や歴史を声で伝える「グリオ（ジャリともいわれる）」という職業の人々がいます。彼らは「生きる図書館」と呼ばれるほどの知識を蓄積していて、グリオが一人亡くなれば一つの図書館が失われるようなものだといわれています。グリオが伝えてきたものは言葉だけではありません。言葉では表せないもの、言葉では伝えきれないもの――感情、言葉の裏にある含み、白黒つけられない複雑なものなど――を生の音声に乗せることで、血が通った経験として、たった今目の前で起こっているかのような臨場感を伴って、その内容を聞き手の脳の奥深くまで届けるのです。

日本人もまた、声で伝えることを大切にしてきた民族でした。日本には古来、森羅万象のすべては五〇音で成り立っているという言霊《ことだま》信仰がありました。

七世紀頃に『古事記』を編纂したとされる稗田阿礼《ひえだのあれ》は「目に触れたものを即座に声で表現した」と伝えられていますし、日本の伝統芸能は師匠から弟子に「唱歌《しょうが》」といわれる口唱によって教えられました。太鼓や箏《そう》や三味線などの音と技法を声にして教えたのです。

「テケテケトッタン、ツクックテレック、カッカッ、ドドンガドン」

「テントンシャン、コロリン、シャシャテン」

こんなふうに、師匠が声で唱えることで趣や機微を伝えてきたのでしょう。文字や楽譜では記号に収斂《しゅうれん》されてしまいますが、声の調子は無限というほどに豊かです。

あるいは、氷雪地帯の先住民族イヌイットには、雪を表す単語が五〇ほどもあるといわれます。しかしそれでも言葉からこぼれ落ちてしまうものがどれほど多いことでしょう。先ほどの和楽器の口唱のように、繊細なニュアンスを言葉以上に伝えられるのが、声による伝達の素晴らしいところです。

それだけでなく口伝の達人は、声に含まれる周波数がどのように相手の脳を刺激するのか、経験則から知っていた人も多かったのではないかと推察します。優れた師匠なら、弟子の注意が散漫になってきたと見るや声の音色変化ひとつで集中させ、また緊張したり高ぶったりしている弟子には鎮静の声を使い、芸術の真髄の境地へと導いたことだろうと思います。

第五章　政治家の声はどこまで戦略的？

声の力を増幅させる音声メディアの登場

現在の私たちの周りには、音声メディアを通した声が溢れています。外国の声や、もっと遠く、宇宙に滞在している宇宙飛行士の声すら実況で聞くことができる時代です。また録音技術のおかげで、過去の人の声を聞くこともできるようになりました。

録音によって音が保存・再生できるようになったのは、一八七七年のトーマス・エジソンの発明からでした。また、不特定多数へ同時に音声情報を届けるラジオが生まれたのは一九〇六年のこと。世界初のラジオの公共放送は一九二〇年にアメリカで、日本では一九二五年に正式に始まりました。

それまでの不特定多数への情報伝達手段といえば、一八世紀の産業革命以降に創刊が続いた新聞でした。日本では毎日新聞の前身である東京日日新聞が一八七二年に、読売新聞が一八七四年に、朝日新聞が一八七九年に創刊されています。新聞に続くラジオの出現によって、多くの人が情報を同時に共有できるようになったのです。マスコミュニケーション、つまり大量伝達・大衆伝達の時代の幕開けです。

一九二九年には英国放送協会（ＢＢＣ）がテレビの実験放送を開始し、その数年後には世界中で実験放送が行われました。一九五三年には日本でテレビが発売され、ＮＨＫの放送が始まります。一般家庭への普及は一九五九年以降ですから、各家庭に映像マスメディアが置かれるようになってから、まだ五〇年あまりしか経っていないのです。ラジオの普及から数えても八〇年ほどにすぎません。何十万人もの人が同時に同じ映像を観る、同じ声を聞く、その影響の大きさは活字メディアの比ではありません。

「断腸亭日乗《だんちょうていにちじょう》」を著した作家の永井荷風は、ラジオを嫌悪していました。隣家からラジオの音が聞こえてくると仕事も眠ることもできなくなり、家を飛び出して公園などへ避難したそうです。普及期とあって音質も悪かったのでしょうが、自分が聞きたくもないのに体操やら天気予報やら浪曲やらが次から次へと耳に流れ込んでくるのが耐えられなかったのでしょう。幸いなことに荷風は、テレビの普及を見ることなく一九五九年に亡くなりました。

現在のテレビにしてもラジオにしても、音質は良くなりましたが、声や音の使い方は荷風の時代と大差なく、無頓着です。むしろ民放のテレビとラジオの喧《やかま》しさはひどくなっているように思います。必然性のない効果音、意味なく挿入される音楽の切れ端、わざとらしい拍手や笑い声など、まるで静寂を恐れているかのように、これでもかと音を盛り込んでいます。このようなマスメディアによる音の洪水は、無自覚にテレビやラジオに接している人々の脳をどのようにしていくでしょうか。

さて、アメリカではラジオやテレビの普及とともに、政治家やビジネスリーダーの声に対する意識が急速に高まりました。前にも書いたように、アメリカは声の研究の先進国です。どんな声をどのように届ければ最大の効果を得られるかというリサーチが、音の脳への影響力という観点から盛んに進められたのです。

そして当然の成り行きですが、それまでは目の前にいる人々に思いや情報を伝えるために使っていた声を、「大衆を一気に動かす」という目的で使うようになったのです。政治家は綿密にして周到なメディア戦略によって、大衆を思いどおりの方向にリードすることが可能になりました。

私たちはテレビなどで日々、さまざまな声を聴いています。アナウンサー、ナレーター、俳優、タレント、お笑い芸人など。ここまで読んでくださった皆さんは、マスメディアに流れる「声」から多くの発見をされることでしょう。

その中で、特に注意して聞いていただきたいのは政治家の声です。政治家の声に表れるものにはこれからの社会の方向性が示されています。いくら私たちひとりひとりが頑張ったところで、社会や経済の舵取りをするのは政治家です。その操舵《そうだ》を声から紐解くことは、ほとんどの人が思いもしない盲点であり、情報の宝庫にアクセスするようなものなのです。

この章では、歴史的によく知られている、また現在の世界を動かしている政治家の声をちょっと見てみましょう。そこには思わぬ戦略性が隠れています。

ラジオを使いこなした大統領

現代のアメリカの政治家は、声こそがメディア戦略の要であり、勝敗のカギを握っていることを熟知しています。外見、つまり見た目は脳の視覚野で、言葉は言語野で意識的に処理されますが、述べてきたように声は無意識の領域で、良くも悪くも大きく印象を形成してしまい、それこそが人の判断の決め手となるからです。ラジオ放送が始まって間もなく、すでに戦略的にラジオを使った政治家がいました。

それは一九三三年から第三二代大統領を務めたフランクリン・D・ルーズベルトです。ルーズベルトはニューヨーク州知事だった一九二九年に次のように述べています。

「国民が新聞を読んでも考えようとしなかった問題が、ラジオによって耳に入り始めている」「数多くの文明の発展のうちで、ラジオこそが大衆と指導者を直接に結ぶものだ」

そしてラジオの向こうにいる国民に、どっしりとした温かい声で話しかけたのです。一九二九年といえば、ニューヨークのウォール街で株価が大暴落し、世界を大恐慌に巻き込んだ年でした。絶望や孤独に苛《さいな》まれる人々に、ラジオを通して信頼できる友人であるかのように話しかけてくる落ち着いたその声は、救いを与えました。ルーズベルトは一九三二年の大統領選に勝利し、「Fireside chats（炉辺談話）」と名付けられた毎週のラジオ放送で国民へ語りかけ続け、高い人気を保ちました。一方で彼は原爆開発であるマンハッタン計画を推進し、日米開戦以降、日系人の仕事や財産を没収し強制収容する大統領令に署名した大統領でもあります。強い人種偏見を持ち日本人をことさらに嫌っていたルーズベルトが、ラジオを通して伝え続けた主張、そこに含まれた反日感情は、現在の日米関係にも澱《おり》のように残っている気がしてなりません。

ともあれ、当時を知る作家は著作の中で「ルーズベルトは親しみに満ちた説得から切れ味鋭い忠告まで、ぞくぞくするほどラジオというメディアをうまく使いこなすことができた」と書いています。ルーズベルトは、その後アメリカで加速する「声によるメディア戦略」のトップバッターであったのです。

テレビ討論をチャンスに変えたケネディ

次に注目を集めたのは一九六〇年の第三五代大統領選挙です。ジョン・F・ケネディが勝利をおさめましたが、当初は支持率からも、対立候補のリチャード・ニクソンの勝利が確実だと思われていました。しかし、大統領選初の試みとして行われたテレビ討論をきっかけに支持率が逆転し、当選したのはケネディでした。

このときにはケネディ陣営がいち早く、テレビでの見せ方や聞かせ方を戦略的に演出したため、ケネディの演説の方法論はまるで伝説のように賞賛されるようになりました。後にケネディ陣営の選挙不正が発覚し、実際のところは必ずしもフェアに逆転したとは言えないようですが、たしかにテレビ討論の演説には効果がありました。スーツやネクタイの色でテレビ映りを狙ったなどとも言われていますが、当時のモノクロの映像では、勝敗にかかわるほどの違いには見えません。

ここで鍵を握ったのは、やはり声でした。テレビだと視聴者はまず画面に映っているものに意識を向けます。人間は視覚優位の生き物なので、白黒で鮮明ではない画面ながらも、やはり映像に注目します。テレビでは音、つまり声にはほとんど意識を向けません。内容を聞き取るために言語野を働かせているだけです。しかし声は耳に流れ込み、そこに含まれるさまざまな音の要素が脳の奥深くで判定材料を蓄積するのです。

ではケネディとニクソンの声はどのように違い、それぞれどんな印象を与えたのでしょうか。ケネディの声は張りがあって若干高め、対するニクソンはソフトで決して悪声ではないものの、演説を始めると大きく差が出てきました。まずケネディは話すときに顔をほとんど動かさないため、音声が安定しています。そして大切な単語をもっとも出しやすい音程で効果的に響かせていることがうかがえます。さらにケネディは単語の切れ目、あるいは単語のはじめなど、明らかにフレーズを意識して「まばたき」をしていました。まばたきは声のピッチを下げて不安定にするので、フレーズの途中でしないのは鉄則なのです。そうしてケネディは呼吸や言葉の流れを声と連動させて、話の内容をまっすぐに視聴者の心に届けました。

一方のニクソンは、とにかく無駄なまばたきが多い。言葉やフレーズにおかまいなくパチパチとやるので、そのたびに声は不安定になります。さらに話している最中に顔を前後左右に動かすため、これまた声が揺れてしまっています。

ケネディの声は自信と誠意に満ちてストレートに心に届くのに、ニクソンの声からは不安を感じます。自信がなさそうで、なんだか嘘っぽい……。そんな漠然としたイメージは時間の経過とともに「無意識に」視聴者の脳に堆積していき、投票間際に「ニクソンではダメだ」という決定的な印象を作り上げてしまったのでしょう。

戦争の世紀に声が果たした役割

二〇世紀は戦争の世紀といわれました。日露戦争、二つの世界大戦、スペイン内戦、朝鮮戦争、ベトナム戦争、イラン・イラク戦争など、戦争や紛争による死者は一億六〇〇〇万人ほどともいわれています。中でも第二次世界大戦は五〇〇〇万人を超える犠牲者を出しました。一九世紀の戦争による死者が二〇〇万人弱であったことと比べると、なんと悲惨な世紀だったのでしょう。兵器の強力化、大量破壊兵器の使用も多くの犠牲者を出した理由でしょう。しかしこれほどの惨劇に突き進んでいった背景には、新聞やラジオを中心とするマスメディアの影響力がありました。

マスメディアは国威発揚の道具としてその力を発揮し、どの国でも国民を煽《あお》り立てました。特に音声メディアの影響力は大きく、自国の危機が切迫していることを伝える声は、国民に考えたり状況判断したりする間を与えません。選挙とはまた別のメディア戦略が、戦争時の為政者には必要でした。

第二次大戦時のイギリスでは、名演説家と言われた首相ウィンストン・チャーチルが、ナチス・ドイツの襲撃を受けて「決して降伏しない」と力ある演説でイギリス国民を鼓舞しました。チャーチルは安定感のある低めの声で、あまり明瞭ではない発音ながらも、話しながらゆっくりと情熱を高めていきます。演説の内容は攻撃的なのに、どっしりとしたテンポで自国の防衛力の堅固さと守られる安心感をイメージとして国民に植えつけました。周到で少々狡猾《こうかつ》な性格がうかがわれる声です。王室が混乱のさなかにあった当時のイギリスにとって、チャーチルは国民をまとめるために必要な人材だったのでしょう。

劇場型演説で国民を熱狂させたのは、誰もがよく知るナチス・ドイツのアドルフ・ヒトラーです。ヒトラーの地声にはさしたる特徴がなく、むしろ穏やかで弱々しい声です。しかしスピーカーなど音響装置を巧みに使い、演説を演劇のように演出するパフォーマンス能力に非常に長けていました。長い沈黙で聴衆の注意を引きつけて、演説をはじめると、熱狂する聴衆の力に呼応してテンションを上げていきます。そして最高潮に差しかかると、切迫感を持って聴衆を息もつかせず煽り立てる。ヒトラーは音楽も演出として多用しましたが、その演説自体が「独裁者の音楽」のようなものだったでしょう。クライマックスのフォルテの連続、その異様なエネルギーが、逼迫《ひっぱく》する経済に疲弊した人々の絶望や怒りに共鳴し増幅し合って、理性を失った殺戮《さつりく》へと国民を巻き込んでいったのです。

一方で、ヒトラーやその最側近の一人、ルドルフ・ヘスの扇動的な声に対して、数百万のユダヤ人を強制収容所に送った責任者の一人、「アイヒマン裁判」で有名なアドルフ・アイヒマンの声はあまりにも平凡です。おとなしく几帳面なお役人ふうで、大量殺人者にはとても思えません。しかしその平凡な声の裏には、他者を拒絶する頑迷さが見え隠れしています。アイヒマンは最後まで「私の罪は従順であったことだけだ」と自分の責任を認めようとはしませんでした。彼とよく似た要素を持つ声は、現在の日本でもそこかしこで聞かれます。そして気になるのは、国会でもそんな声が増えているように感じられることです。

政治家の声は世界の情勢を反映している

第一部で、声は私たちの社会を映す鏡だというお話をしました。少し話は逸れますが、声の「他者への影響力」を考えるうえで、戦略性という観点とは違う側面から、政治家の声について解説してみたいと思います。

一九三〇年代の独裁体制で、八〇〇万とも一〇〇〇万ともいわれる人々を死に追いやったソ連のヨシフ・スターリンの、凶暴性よりも非常に強い不安を帯びた声。第二次大戦時のアメリカの大統領、フランクリン・D・ルーズベルトと日本の首相東條英機の、感情を抑えられない高ぶった声。今聞いても、当時の情勢がまざまざと感じられ、恐怖をおぼえます。

戦後の激動期を経て、米ソの冷戦の終結に向けて歩み寄ったロナルド・レーガンとミハイル・ゴルバチョフは、どちらも芯のある明朗な声で、笑みを含んでいるような温かみがあります。二人は演説の名手でもあり、ゴルバチョフは歴代のソ連・ロシアの指導者の中では卓越して呼吸も声も安定しています。国際秩序を回復させようという気運が高まった時期に、このような声の二人が世界を二分していた超大国のトップであったとは面白いものです。ちなみに、実際の冷戦終結宣言はゴルバチョフとジョージ・ブッシュ（父親）によってなされましたが、ブッシュの声は洗練されてはいるものの、少々暗くあまり魅力がありません。

さて、世界の歴代政治家の中で、もっとも魅力ある声の持ち主はアメリカのバラク・オバマ大統領ではないかと思います。長身なうえに口腔の奥行きに広さがあるため、声の資質自体が恵まれているということもありますが、それに知性と理想の高さ、健康的な人間味がミックスされていて、話し始めるとすぐに人々を引き込む力があります。

ロシアのウラジーミル・プーチン大統領は格闘技などで喉を傷めた経験があるのでしょうか。喉頭が後ろに押され、澄んだ張りのある声は出せなくなっています。押しつぶしたような声になるのが喉頭を傷めた人の特徴です。また、二〇〇〇年~二〇〇八年までの第二代大統領時代には感情がずいぶん声に出ていて、聞き手を説得しようとする努力も見られましたが、最近は無表情で本音や感情を押し殺した、非常に抑制の強い声になっています。

二〇一七年に合衆国大統領に就任したドナルド・トランプ氏の声は少々ハスキーですが、悪声ではありません。むしろ自分の声の個性をよく知って、上手に活かしているようです。ただし、首から上だけで共鳴させている浅い声からは、どこか空虚でひとりよがりな印象

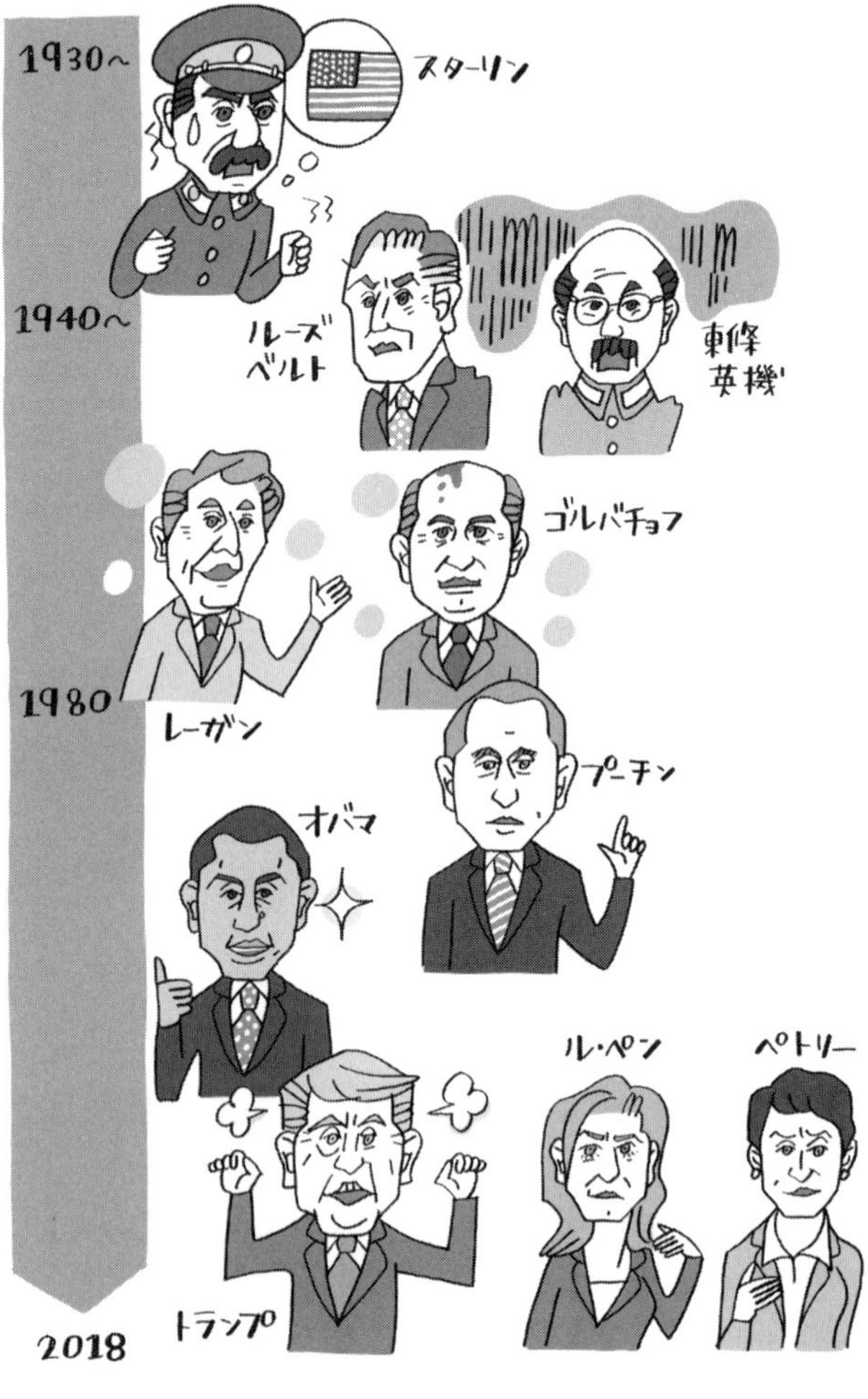
1930～
スターリン
1940～
ルーズベルト
東條英機
ゴルバチョフ
1980
レーガン
プーチン
オバマ
ル・ペン
ペトリー
トランプ
2018

を受けます。非常に長いフレーズを息もつかずに話すところには、頭の回転の速さと性急な性格が表れています。トランプ氏をひと言で表すなら「せっかち」です。そこに歯止めをかける側近がいればいいのですが。

首から上だけの共鳴といえば、フランスで台頭してきた政党「国民戦線」党首のマリーヌ・ル・ペン氏も、ドイツの政党「ドイツのための選択肢」党首のフラウケ・ペトリー氏も、女性ながら同じタイプです。若干の擦れ音と雑音が含まれ、声帯や声帯周りが高齢でもないのに硬化しています。擦れ音が胸のほうに響くと温かみが出るのですが、上の方に硬く反射するだけなので伸びやかさがなく、どこか耳障りに聞こえるのです。口先だけで言葉をこねて、頑迷さを感じるところも共通しています。難民や移民を排斥し、自国の利益を優先しようとする政治家に、言語が違っても共通の要素が表れるのが声の興味深いところです。さて、日本の現職政治家はいかがでしょうか?

国会中継で嘘つきがわかる

話を戻しましょう。私は国会中継や日曜討論などで議員の声を聞いて分析をするのを習慣にしています。国会に流れる声全般から、その日の、あるいはその会期の重要度を判断するのです。
「今日は何かあるぞ」というときには、議員の声は全般にテンションが高く、心理的な緊張や筋肉のこわばりが伝わってきます。また、ひとつひとつの答弁では、たとえ用意された質問や回答を読むだけであっても、声にはその人の体調、本音までもが出てしまうのですから、さまざまな判断に役立ちます。自信たっぷりのふりをして断定しているものの、その裏ではすごく怯えている、かなり危ない橋を渡っているのだな、とか、反対しているようでいてじつは口裏を合わせているのだな、とか。国会会期中だというのに二日酔いや不摂生を重ねている議員も多いこと。

国会中継は審議を広く国民に公開するためのものですが、議員にとっては各メディアの記者や国民に向けて、党と自分の意見を知って評価してもらう恰好の機会です。それなのに当選さえすればこれで安泰とばかりに、秘書が用意したルビだらけの原稿を棒読み。それすら間違えて読んでいる議員もいます。これでは国民の関心は政治から離れていくばかりでしょう。

国会議員には免責特権が認められています。これは国会で自由に発言できるように、その発言に対して責任を問われないという、憲法に定められている権利です。これほど意見を述べることを優遇されている職業は他にありません。であればこそ、そこで「声という最大の武器」を活かそうと、なぜ考えないのでしょうか。

日本人の声の美意識について述べた際に、田中角栄氏の戦略的な声の使い方について触れましたが、現在の日本では一般の国会議員が使っている声の力は、言葉とあわせても良くて五パーセント程度というところでしょう。議員は声の力を意識的に使えないと話になりません。それをよく知っているアメリカでは、一〇〇パーセント使えてまあ及第、二〇〇パーセント使うことができれば人を動かせる。そういう認識なのです。

イギリス初の女性首相となったマーガレット・サッチャーは、一九七九年から一一年間もの間、首相を務めました。彼女はもともと頭のほうに響かせる高めの声をしていました。身体の共鳴を上手に使うことができず、喉に力をいれてしまうタイプです。映画「The Iron Lady（邦題：マーガレット・サッチャー　鉄の女の涙）」や伝記などでは、サッチャーは声を低くしたと言われていますが、サッチャーの地声からは体質的に声帯をはじめ、呼吸器があまり強くないことがうかがえます。だから声を単純に低くしただけでは、弱くかすれて力のない発声になってしまうのです。

実際には、強く印象づけたい語の母音を「低めの位置に響かせるように」変えています。

そのおかげで、ともすればヒステリックに受けとられていた印象が、自信と威厳にとって代わられ、「決断する鉄の女」を演出することができたのでしょう。晩年は加齢によって声門周りが硬化し、現役時代よりもずいぶん低い声になっていました。それはもともと強くない喉を酷使して、男性優位の政治の世界で長い任期を、まさしく声を武器としてさまざまな困難に立ち向かってきたことが感じ取れる声でした。

声の力を使えている日本の現職政治家は?

先ほど日本の国会議員が使えている声の力は五パーセントほどだと書きました。首相をはじめ何名かの議員は、アメリカに倣《なら》ってスピーチトレーニングを受けたりしているようです。党によってはメディア戦略を請け負う企業も抱えています。しかしそれらのトレーニングや戦略において「声の意識」は相変わらず希薄なようで、残念ながら的外れ感が否めません。

スピーチトレーニングは、国会中継などで映り込んでしまう演説の原稿に書かれた注意書きやマーク、話す前の態度などからどういう訓練をしているのかがほぼ想像できるのですが、それらからすると非常に表層的なようです。少なくとも「声という音の脳への影響」

を知っての訓練ではないことは確かです。

ちょっと話は逸れますが、国会中継を視聴していて呆気にとられたことがあります。他党の党首の演説を聞きもせず、ひたすら自分の原稿をにらんで口をパクパクし続けている方がいるのです。私は非常に驚きましたが、ある議員が言うには「いつものことだから誰も気にしない」とのこと。その方の地位からすれば、アメリカならそれが全国に中継された時点でアウトです。もしもトランプ氏とヒラリー・クリントン氏の討論で、トランプ氏が相手に目も向けずに手元を見て口をパクパクやっていたらどうでしょう。いよいよ頭がどうかしたのかな、と心配され、大統領以前に議員として不適格と言われるのではないでしょうか。

「口パクパク」のその方は、国会審議中に感情的なヤジを飛ばす方でもあります。メディア戦略やスピーチトレーニングもいいですが、まずは国会での態度を指導してもらう必要があるのではと思ってしまいます。

話を戻しましょう。先述した田中角栄氏のように、自ら声の力を見いだして戦略的に使える政治家は日本では本当に稀です。とはいえそういう議員がまったくいないわけではありません。

現在の日本は角栄氏の時代から大きく様変わりしました。周りを取り巻く音環境も随分変化し、それにつれて人々の好む音も変わってきました。それは日本人の音の美意識が変化しつつあるということです。わかりやすく言うならば、雑音を好ましいものとするアジアの美意識がDNAには刻まれているものの、表面的(理性領域)には澄んだ音と西洋音楽のハーモニーを「よい音」と認識するようになってきているということです。そんな現代の美意識にも適い、みごとな説得力を発揮する政治家二人を取り上げて解説してみましょう。

ひとりは六〇代にさしかかった男性の議員です。この方の声の説得力はみごとなもので、間違いなく現在の国会ではトップです。頭脳明晰で言葉の選び方も的確、間の取り方や単語の目立たせ方も申し分ない。カレー好きと大変な読書家で知られる方ですが、大学の法学部二年生のときに全日本学生法律討論会で第一位を獲得していることから、弁論への意識の高さがうかがえます。この方は防衛関係に詳しいことから「軍事オタク」などと揶揄されますが、柔らかな声には好戦的なところがまったくうかがえません。さらに卓越した理性とともに、他人への心配り、誠実さ、自分自身への肯定感から発する明朗さがにじみ出ています。このような気質が感じられるゆえに、(見た目は少々強面《こわもて》かもしれないですが)話し始めると相手に安心感を与え、自分の側に引き寄せてしまいます。ビジネスリーダーとしても人を動かすことができる優れた声ですが、政治の世界でよき方向にその説得力を使ってほしいものです。とはいえこのような方が総理になったらすべて意のままですから、それはそれで問題なのかもしれません。

もうひとりは女性の政治家で、六〇代半ばの方です。彼女の声はとてもその年齢とは思えぬ若々しさで、聞いた瞬間は三〇～四〇代かと思うほどです。日本女性に多い喉を締め上げた高い声は欠片ほども出さず、ほどよく低く落ち着いていて伸びやかです。女性らしくしっとりとした滑らかな声でいて、弱さや媚びがまったく出ない隙のない声でもあります。理知的なうえに感情表現も巧みで、政治家のみならず教師や実業家としても間違いなく成功できる見事な声の使い手です。

私が仕事でお世話になった方の話ですが、大阪から東京に来てタクシーに乗っているときに、選挙演説中の声が聞こえてきたそうです。普通なら気にもしないところ、彼女の声にはつい振り向いて聞き入ってしまったと話してくれました。その声には否応なく注意を引きつける何かがあった、と。全盲であるこの方は音に非常に敏感で、声についても深く勉強されている方なので、彼女の声の特別さをすぐに聞き取ったのではないかと思います。

ともあれ彼女はアメリカの政治家並みに声の力を知り、自覚的に実践している政治家です。並外れた説得力と政治センスと野心で、政府与党すらも震え上がらせたものの、衆議院選がらみの失策で二〇一八年現在は逆風の中にいます。しかし虎視眈々《こしたんたん》と国政への進出を目論んでいるのは間違いありません。彼女が現職で成果を上げ、再び行動を起こしたとき、国政は激震に見舞われることでしょう。彼女の声の力はそれほど大きいように思います。

政治家は内容のある会見や答弁は当然として、さらに相手を引きつけて離さない魅力が必要です。議会で実のある話を聞いてもらい、さらに脳の無意識領域に「誠実」「信頼」「安心」といったイメージを刻むことで施策の実行がスムーズになります。いくら誠実でも、正論を力説できても「無意識に」反感を持たれる人は政治家として落第です。相手が国民であれ議員であれ、話す場所が街頭でも議会でも、

①「聞き手（の耳）を引きつける」
②「主張を納得させる」
③「（脳に）信頼・誠実といったイメージを残す」

という三ステップが必要です。とくに選挙中にこれができれば、眠っている間にも選挙活動をしているのと同じです。言い方は悪いですが、相手の脳を支配したようなものですから。残念なことに日本の議員のほとんどは②しか考えていません。しかもそれすら、声で失敗しているケースが多いのです。

ちなみにこの三ステップは議員でなくとも、すべての職業、すべての人に通用します。そのための「声」はどうあるべきか、それは第三部で詳しく述べます。

音声メディアが引き起こしたルワンダの悲劇

さて、ここまでマスメディアによって増幅されることになった、近現代の政治家の声とその戦略性について見てきました。この章の最後に、マスメディアという声の増幅装置が起こした悲劇に触れておきたいと思います。

中部アフリカのルワンダでは、一九九四年にジェノサイド（民族浄化）と呼ばれる大虐殺が起こりました。ルワンダにはおもに遊牧系のツチと農耕系のフツという民族が暮らしていましたが、わずか一〇〇日の間に、フツ族が一〇〇万人とも一三〇万人ともいわれるツチ族を殺害したのです。世界を震撼させた事件でしたから、覚えている方も多いでしょう。

この凄惨な大虐殺にはラジオが大きな役割を果たしたと言われています。ルワンダには新聞もありますが、識字率が低いためラジオが最大のメディアでした。ラジオ局は識者や権力者、あるいは若者に人気のあるDJを起用して、殺害すべきツチ族がどこにいるかをリアルタイムで教え、またツチ族へのヘイトスピーチ、フツ族の結束を促す歌を繰り返し流しました。同時にすべてのツチ族が反政府ゲリラであるかのような印象操作も行ったといわれています。

現在では事件の背後にフランスやベルギー、そしてアメリカの思惑も見え隠れし、単純な民族間紛争ではなかったことがわかっています。そんな不幸な条件が重なったとはいえ、くすぶっていた火種に一気に油を注ぎ、普通の市民までもが隣人や友人、ときには家族をも殺戮するという悪夢を現実にしたのは、やはり間違いなくラジオというマスメディアの声の力でした。

ルワンダの悲劇のみならず、先に述べたアメリカのフランクリン・D・ルーズベルト、そしてナチス・ドイツのヒトラーもラジオを重用したことを改めて記しておきたいと思います。ヒトラーは「ラジオという拡声器がなかったら我々はドイツを征服することはできなかっただろう」と言いました。当時のラジオ事業をおさえていたのはナチス宣伝大臣で「プロパガンダの天才」と呼ばれたヨーゼフ・ゲッベルスでした。

マスメディアは諸刃の剣です。その使い方、使われ方次第で国をよくすることも、滅ぼすこともできます。為政者が自国の危機を煽り、その声がマスメディアで頻繁に流されるようになったら要注意です。政府が報道に介入するようになったならば、なお注意です。「いつの話?」などと、のんびりしてはいられません。世界の報道の自由度ランキングで、日本は六一位(二〇一五年度)から七二位(二〇一六年度・二〇一七年度)と順位を下げ、G7では最下位となりました。先進国とは思えない順位です。

なおかつ二一世紀はインターネットの時代で、誰もが情報を発信でき、その情報は瞬時に世界を巡ります。氾濫しているさまざまな声に対して、私たちは注意深く自覚的にリテラシーを持ち、流されない主体性を持って日々を送りたいものです。

第六章　ブルーハーツの歌はなぜ若者の心をつかんだのか

人間の進化は歌声とともに

「声」に興味を持ってこの本を開いてくださった方の中には、歌が好きという方も多いのではないでしょうか。この章ではちょっと気分を変えて「歌声」について述べましょう。

人類は言語を獲得する前、初期人類の頃から声でコミュニケーションをとっていました。声は危険を知らせたり敵を威嚇《いかく》したりするためだけに使われたのではありません。行動を強調し、怒りや喜びや悲しみといった感情を表現するものでもありました。

私たちは「歌」というと、歌詞があり美しいメロディを伴うものだと思っていますが、世界各地には音声だけの歌や、旋律の定型にはまらずに大自然の音を表現する歌などもあります。これらは現在も存在するシャーマンが伝承してきたもので、言語を話すようになる以前の人類の歌とはこういうものではなかっただろうか、と想像させてくれます。

歌や音楽や楽器、そして言語の起源には諸説ありますが、感情の表現としての音声が強調されて歌となり、その中で獲得した構音や抑揚が概念言語を作り出していったという説もあります。

前に述べたように、顎の「頤」の出っ張りが、初期人類から言語を獲得した人類への進化のひとつの証明と考えられるわけですが、その進化が起こったのは彼らが暮らしていたアフリカの洞窟でした。そこで響いた歌的な音声は、洞窟の音響効果も相まって感情を揺さぶり、その感情をまた声にする欲求を芽ばえさせ、音声をより強く、より複雑にするためにさまざまな工夫をしていったのではないでしょうか。それが言語的な発音のもととなり、顎を薄くさせ、頤を出っ張らせたのではないかと思います。

いずれにしても歌や音楽の起源には謎が多く、それゆえにさまざまな地域に起源神話が伝承されています。その多くに共通しているのは「人間は音楽によって感情を表現できるようになり、それによって魂を持つものとなった」とか「音楽によって秩序が生まれ、ものを考えることができるようになった」などというものです。これらは音楽や歌の本質を非常によくとらえています。

ヨーロッパに定住したホモ・サピエンスは私たちの直接の祖先であると考えられていま

すが、同時期にヨーロッパに分布していたホモ・ネアンデルターレンシスは絶滅しました。ホモ・サピエンスが生き延びることのできた要因はどこにあったのか――実はそのひとつに、音楽の存在があったのではないかと指摘している研究もあります。進化論で有名なチャールズ・ダーウィンは「音楽は生活の役に立たないもの」と言いましたが、石器時代の現生人類にとっての音楽は、社会的な結びつきを強める手段でもありました。感情表現や純粋な楽しみとしてだけではなく、労働や生活に秩序と結束を与えるものであったのも確かでしょう。

声の奥深い世界――歌は人間の奇跡

音楽は古代ギリシャの時代から、医学であり数学でもありました。ピタゴラスは音程や協和音・不協和音、また振動数比による音階を発見しましたが、同時に音楽が人間の思考や情緒や健康に大きな影響を及ぼすことも知り、応用していました。以来、ルネサンス期まで音楽は、算術・幾何・天文学とともに数学の四学科のひとつでした。その後、学問の細分化が進み、科学から切り離され芸術の分野に押し込められた音楽は、現代において改めて音楽科学として多方面からの研究と統合されつつあります。

理屈はともあれ、音楽が感情を揺り動かし、リラックスさせたり元気を出させたりすることは誰もが経験していることと思います。音楽の素晴らしさはここで改めて述べるまでもありませんが、人間の心身を使って出される「声」と「音楽」を合わせたものである「歌」とは、この世にある数多くの素晴らしいものの中でも突出しているように思います。

素晴らしい歌声に感動すると、「プロの歌手は声の素質に恵まれていていいな」とか「特殊な喉を持っているのだろう」などと思うかもしれません。もちろんそんなことはなく、あなたや私とそう大差ない喉と身体を使って歌っているわけです。しかし私たちは歌を歌うことがどれほど大変なことかをよく知っています。身体と脳にかかる負荷の大きさは、話し声とは比較になりません。

必要な音程を得るために声帯の張力を変えること、呼気のエネルギーの使い方、声量の調整、共鳴のさせ方、発音と響きのバランス、音色など……。歌手の脳は自分の声を聴覚フィードバックで微調整しながら声で音楽を作り上げていきます。クラシック音楽のオペラ歌手ともなれば、二〇〇〇人もの大ホールで、オーケストラの音量にも負けない声量をマイクなしで響かせます。骨にまで共鳴させるので、声の振動で指先がびりびりとして痛いという歌手もいるほどです。そこまで身体のすべてを響かせるようになると、もはや見事に作り上げられた楽器のようなものです。本来、声とはさまざまな身体の機能の一部を借り、肺からの廃棄物を使って出されるものですが、それが逆転して、まるで声のために身体があるかのように思えます。もしも音楽が目に見えたなら、歌手の前には綿密に設計されたみごとな構造物が立ち上がっていることでしょう。

ポピュラー音楽の歌手だと「歌うための負荷」をどう扱っているかということが、歌声にほどほどに表れて、それがまたよい味になっていたりします。オペラ歌手の歌声が緻密にして巨大な構造物ならば、ポップス歌手の前にはその人の魂の形ともいえるようなものが浮かび上がるように思います。

声を出すことは、自分の存在を知らせることです。話すことは自分の思いを伝えることです。では歌うことは？　自分の存在、さらには人類という生物の存在を広げることだと私は思います。その意味はこの章の最後に書きますが、歌声とは「人間の奇跡」そのものだと、私には思えてならないのです。

ここからは、日本人にとって身近な、ポップス分野で人気のある歌手の歌声をちょっと分析してみましょう。歌声からどのようなことがわかるのか、どのように声を使っているのかということを、彼らの歌声を思い出しながらしばしお楽しみいただきたいと思います。

ユーミンが四〇年以上も支持される理由

まずは四〇年以上にわたって音楽シーンの第一線にいる松任谷由実さんの歌声を分析してみたいと思います。

歌手の多くは「こういうふうに歌いたい」「こういう声で歌いたい」というイメージを持って歌っているものです。しかし松任谷さんの場合、デビューした頃の初期の楽曲を聴いても最近の曲を聴いても、自分の歌ありきではなく、音楽ありき、曲ありきのような印象を受けます。曲作りを始めた頃、松任谷さんは自らが歌うことを考えておらず、自分の声にコンプレックスを持っていたそうです。そうした彼女ならではの事情を考えると、自然なことなのかもしれません。

初期の頃は少し声を作ろうとしているところは感じられますが、最近の楽曲は地声が全面に出ています。おそらくどこかのタイミングで、あまり好きではなかった自分の声を受け入れた瞬間があったのでしょう。最近の曲は彼女そのものの声、地声で表現できる音域で構成されています。

ただ、松任谷さんは呼気が強く、音感もよいのですが、発声に関してはとても不器用です。本書の第一部で私たちの声が出る仕組みを解説しましたが、音程をとって歌うというのも、聴覚から受け取った情報を、瞬時に声帯の張りを調節する神経に伝え、筋肉に反射させて動かさなくてはいけない大仕事です。松任谷さんは、その反射神経が人よりも少し遅いように感じます。音感がよく、総合的なバランス感覚も優れた方なのだと思いますが、それゆえなのか、うまく出せない音や響きの部分は短く切ったり、ひゅっと声をフェイドアウトさせてしまっている。そこに彼女の弱さが出ているように感じられるのです。しかし同時に、自分の声を受け入れているからこそ出せる、強く張った地声からは、彼女の芯の強さを感じます。弱さと強さ、その両方を持っているのが松任谷さんの声です。

だからこそ、曲の良さと相まって、松任谷さんの歌を聴いていると親近感のようなものを感じるのだと思います。しかも「これが私だから」という気取りのなさと、音楽的な才能が合わさっているから、長きにわたって多くの人たちに支持され続けているのではないかと思うのです。

B'z稲葉浩志の歌声はアスリートのよう

逆に「こういうふうに歌いたい」ということを突き詰めた歌声が、B'zの稲葉浩志さんの歌声です。

稲葉さんの歌声からは、おそらくどの世界でも通用したのではないかと思わせるくらいの頭の良さを感じます。思い描いた理想をピタッと形にできてしまう人なのではないでしょうか。自分の理想にうまくハマッたなと思うと、そこに向けて上手に整えていくことができる。だからある意味非常にストイックに、自分を鍛えながら歌に向かっていくタイプの歌い手だと思います。

彼の場合、本来持っている声道の広さで声を響かせるのではなく、グッと狭めています。声道を狭めて、音を反響させる距離を縮めることで、高い周波数の声を出すことができているのですね。あのギュッと詰まった当たりのいいパワーのある声になるのには、そうした秘密が隠されています。

高い周波数の音というのは、人間の脳を活性化させます。だから彼の場合、スローテンポの曲でもアップテンポの曲と同じように「よし、頑張ろう」という気分にさせる効果があるのです。

ただ、普通は声道を狭めて出す声というのは、歌っている人はもちろん、聴いている人にどこか苦しさを与えるものです。唐突ですが、ちょっと猫の鳴き声をしてみてください。

「ニャ」のところで喉がキュッと締まりませんか。彼が歌っているときの喉の状態はまさにそれで、それを維持しながら音程を取って歌うというのは至難の業のはずです。

稲葉さんはその状態が当たり前になって、聴き手にも苦しさを感じさせないくらいまでに、常に確認をしながら体得し、磨きに磨いていったのでしょう。

こうしたことができる人は稀です。おそらく美意識が高く、自分の声がみっともなく出てしまうことに我慢できないから、自分の声を磨くことに対する努力を惜しまない人なのではないでしょうか。その姿はアスリートを彷彿《ほうふつ》とさせます。アスリートは身体を見ただけでその努力がわかりますよね。彼の声も聴いただけで努力していることが伝わります。ここまでストイックに努力し続けているのですから、歌い続けたいという気持ちがある限り、年齢に関係なく今のままで歌えるのではないかと思います。

パワフルさとか弱さが同居するドリカム吉田美和の歌声の魅力

努力家という意味では、DREAMS COME TRUE（ドリカム）の吉田美和さんも特筆すべき歌声の持ち主です。ドリカムの音楽は幅広い年代に受け入れられていますが、それは楽曲の良さはもちろんのこと、吉田さんのあの心地よい声によるところが非常に大きいように思います。

繰り返しになりますが、高い周波数の音域は、人間の脳を活性化させる働きがあります。また、人間にとって非常に敏感に聞き取りやすい周波数というのもあり、それはおおむね四四〇ヘルツ（A_4＝ドレミでいうとラより上）なのですが、吉田さんの声はまさにそのラより上のところで本領が発揮されており、さらに地声に近い形で高い声を出せるので、パンッと張ったパワフルさが出ています。ドリカムの声を聴いて「元気が出る」「勇気づけられる」という方は多いと思いますが、それは歌詞ばかりでなく、彼女の声がもたらしているものも大きいのです。

さらに言えば、吉田さんが生来持っているパワフルな声と、低い音域の声とのコントラストが彼女の声の魅力を作っているように思います。高音域のパワフルさに比べて、彼女の声は低音域ではあまり力強くありません。もちろんトレーニングをしていれば張れるようになれるものですが、彼女の場合はあえてそうしていないように感じます。

音楽というのは、ピアノ（弱い部分）があるからフォルテ（強い部分）が生きるということが往々にしてあります。彼女の低音域のか弱い部分を感じさせる声が、まず聴いている人に共感を与え、そこからパーンと張ったパワフルな声を聴くと、弱さを含めて肯定されたような気持ちになり、元気になれる。それが、魔力的と言っていいくらい人を虜にする彼女の声の魅力なのだと思います。

先に努力家という言葉を使いましたが、彼女の曲の中には、メロディとリズムの交わり方と動きが非常に難しく、少し気を抜いたらグダグダになってしまいかねないものもあるのですが、それを真正面から歌いこなしている姿からは、妥協を許さない真面目さを感じます。歌手としての天性の才能、音に対する鋭い感性とみごとな反射神経を持っている一方で、それを努力で使いこなしている。ドリカムが多くの人に受け入れられているのは決して運ではなく、絶え間ない努力の賜物なのでしょう。

歌声がダイナミックに変化した星野源

俳優や文筆家としてもマルチに活躍している星野源さんの歌声は、時を経ての歌声の変化がものすごく大きいという意味で興味深いです。

「初期の頃の楽曲は自分の内にこもっている曲が多い」ということを本人も言っているそうですが、デビューした頃の楽曲の、どこか独白的な内容の歌詞にあてがわれた歌声は、声帯をしっかりと使っていません。声帯の上にかぶさっている縁の部分を使って、ずっと半ファルセットで歌っている。ですから、本意の強さをあまり感じさせない声という印象を受けます。

しかしそれが最近の楽曲になると、すごく直線的に伸びる歌声に変化しています。これは呼気が強くなっていることの表れです。自信があったり前向きな気持ちになったりすると、私たちの息は強くなりますよね。歌詞の内容も扇動的なものに変わっていますし、おそらく本人の中で音楽とのかかわり方が変わったのではないでしょうか。本人は二〇一二年にくも膜下出血により活動を休止し、一歩遅ければ死んでいたかもしれないという状況の中で、病床でかなりの時間、自分自身と向き合ったそうです。そうした経験を経た今の星野さんの歌声からは、まるで自分の声が楽曲の真ん中にどんどんいることに喜びを見いだしている感じが伝わってきます。近年大ブレイクを果たしたのも、そうした暗く強さを感じさせない声から明るく力強い歌声に変化したことに理由があるのかもしれません。

ちなみに星野さんは自分の好きなブラックミュージックと日本の歌謡曲との融合を追求しているそうですが、ブラックミュージックに傾倒しているからといって、黒人独特の歌声を真似することなく、日本人である自身の喉をそのままに生かして直球勝負で歌っています。一音節一母音でしっかり拍を取っていかなければならない日本語にコンプレックスを感じることなく、むしろ堂々と詞をはめている。ブラックミュージックと日本人的要素のハイブリッドをオリジナルな形で生み出すことに成功しているから、新しさを持って存在感を発揮して、結果的に多くの人に届く楽曲が生まれているのではと推測します。

安定感がないのに引き込まれるスガシカオの歌声

では、歌声に強さがあれば人を引き込めるのでしょうか。それが必ずしもそうではないのが声の複雑さであり、面白さです。

NHKの「プロフェッショナル 仕事の流儀」のテーマソング「progress」を歌っているスガシカオさんの歌声は、使っている音域がとても高く、音域も声の質もかなり中性的です。あの声は星野源さんの初期の頃の歌い方と同じように、声帯の薄い縁の部分を中心に使っていて、バーンと力を入れられる声ではありません。話すときにも同じ声を使っており、もしかすると非常に臆病な人なのかもしれません。

しかし圧のない、言い換えればマッチョさがないがゆえの中性的な歌声に安心感や居心地の良さを感じる人は多いのではないでしょうか。スガシカオさんの楽曲の歌詞にはしばしば、むき出しの毒やエグみが含まれていますが、「むき出しの言葉＋むき出しの歌声」だと引いてしまう人が多い一方、彼はその歌声ゆえに言葉を押しつけてこないため、人の袂《たもと》にすっと入っていくことができる。男女ともにガツガツせず、自分の領域に入ってこられるのが苦手な人が増えている時代のムードと共振しているように感じます。

先に彼の歌声は声帯の縁の部分を使っていると書きましたが、それゆえにバシッと安定感と張りのある声質にはなりません。また、音の取り方も型にはまっていない。しかしその不安定さや複雑さが彼の歌声の魅力なのだと思います。蛇足ですが、「プロフェッショナル　仕事の流儀」も成功談紹介番組ではなく、あくまで仕事観察番組ですよね。仕事人の成功だけでなく、苦悩も試行錯誤も映して、最終的には「そしてこれからも続く」という形で終わる。そこに、ひと言では説明がつかないスガさんの歌声はぴったりとマッチします。だからこそ、放送開始から一〇年以上経ってもテーマソングが変わらないのかもしれない、などと思ったりもします。

甲本ヒロトの声はなぜ人の心をつかむのか

最後に、一九八五年にTHE BLUE HEARTSのボーカルとしてデビューし、三〇年以上にわたって日本のロックの第一線を走っている甲本ヒロトさん（現在はザ・クロマニヨンズのボーカル）の声について見てみましょう。

甲本さんが話すときの声は、喉周りが脱力していて最低限の声門閉鎖で済ませているような感じで、呼気の圧も強くなくちょっと嗄《しわが》れています。本気で何かを伝えようとしていないというか、話すことがあまり好きではない声という印象を受けます。

しかし歌声になると、ほどよい張りが出て、絶妙な雑音と透明感の混ざった声になる。しかもその歌声が、デビューから三〇年以上経ってもまったく変わらず劣化していません。むしろ味が加わりパワーアップしている感じすらします。通常、声は経年にともなって変わっていきます。だから声で年齢がわかるのです。先ほど紹介した稲葉さんのように、鍛え上げれば長く同じ歌声が出せますが、彼には何かを意図して鍛えたというものは感じません。

甲本さんは「ロックンロールが僕の目的なんだ。ロックは手段じゃない」ということを言っているそうです。ロックが生きる目的であり、本人の目指すところが長年変わっていないということならば、歌声が変化しないのにも納得がいきます。若くして自らの生きる目的を見つけ、純粋に自分にとって気持ちがいいからずっと続けている。詳しくは次の第三部で述べますが、出している本人にとってもっとも気持ちよく、身体に無理な負荷をかけない（心身の状態を正常に保つ）声を、甲本さんは持っています。

歌を歌うというのは、どうしても何らかの作為が起きてしまうものですし、話すことと比べると声帯や身体に負荷のかかる行為です。ただでさえ社会に適応しようと無理をしてしまうのが私たち人間ですから、プロであればなおさら「歌う」という行為によって身体に無理を強いてしまうものです。しかし、甲本さんの歌声からは不思議なほど無理が感じられません。

じつは私、この分析をするまで失礼ながらTHE BLUE HEARTSも甲本ヒロトさんも知りませんでした。初期の楽曲の「リンダリンダ」や「青空」を初めて聴いたときの感想は「音程もよくないし、パンクロックとはこういうものですかね」といった程度のものでした。しかし声に集中して聴き進めるうちに、衝撃を受けたのです。さらに最近のクロマニヨンズの声ときたら……なんと表現すればいいのやら。

無理やり何かにたとえるなら「幹細胞」でしょうか。幹細胞とは器官を再生する細胞のことです。バラバラに切り刻んでもそれぞれが完全な固体として再生するプラナリアという生き物がいますが、プラナリアは全身に幹細胞があるので、どこを切ってももとの姿に再生するわけです。甲本さんの声はどこを切ってもロックとして再生する。歌うことの喜びが常に完全体なのではないでしょうか。先ほど何かを意図して鍛えたという感じはないと書きましたが、意図も作為もなく、でもきっと鍛え続け、希求し続けているのではないかと思うのです。ロックであるために必要なすべてを。

甲本さんの歌声は、私たちが社会生活を営んでいくうえで避けられないしがらみから解かれて、人ひとりとして立ったときにあるべき人間の姿を感じさせます。もともとロックとはそういうものではなかったでしょうか。「世間体も常識も関係ない。人にも社会にもおもねる必要などない。心臓が打ち続ける限り生きてやれ」と。単純で至高です。心臓が打ち続けることを喜びとしているのですから。

だからこそ理屈ではなく、もはやひとつの生体として、多くの人の心——とりわけ生きづらさを抱えやすい悩める若者たちの心をつかんできたのではないかと感じるのです。

大会場で歌う歌手への警告、イヤーモニターの弊害

少し話が変わりますが、つい先日、ある人気グループのヴォーカリストの方が「歌唱時機能性発声障害」とのことで、相談を受けました。「機能性発声障害」とは、声帯などに器質性の病変がないのに、声がかすれたり出なくなったりするものです。本人も医師も原因

を特定できずに、心理的なものだと片づけられてしまうことが多く、治癒までに時間がかかる厄介な障害です。

発声障害にいたった経緯やそのときの状態を詳しく話してもらった結果、原因は大会場で使用したイヤーモニターだと思われました。イヤーモニターとは、大きな会場だと観客の声援などでバンドのメンバーの音や自分の声が聞こえなくなるので、マイクで拾った音を耳に付けたイヤホン型のモニターに流すものです。最近は各自の耳の形に合わせて作られるため、外の音が全く聞こえないほど密着性が高いそうです。

なぜイヤーモニターで機能性発声障害になるのかというと、聴覚フィードバックが阻害されるからです。聴覚フィードバックとは、前にも説明したように、自分の出した音を瞬時に取り込み、次の音を出すために音程や発音や声量を調節する、正常な発語のために必要な機能のことです。ですから自分の声が聞こえない場合はもちろん、わずかに音がずれるだけでも正常に話したり歌ったりすることはできなくなります。

数年前にイグ・ノーベル音響賞を受賞した「スピーチ・ジャマー」というものがあります。これは出した声を〇・二秒遅れて耳に届くようにすることで、うまく話せないようにしてしまうものです。「ジャマー」とは「妨害するもの」という意味ですが、正確な聴覚フイードバックを阻害することで、スピーチを妨害するわけですね。

イヤーモニターは、バンドの演奏や歌った声をマイクが拾い、それをイヤーモニターに流すので、わずかですが遅れが生じます。「スピーチ・ジャマー」は出した声を〇・二秒遅れて耳に届けますが、ライヴではそれほど大きなズレではありません。しかし聴覚は三〇分の一秒を弁別でき、無意識下ではさらにわずかのズレも感知しますから、聴覚フィードバックが遅れることで、声は非常に出しにくくなります。

それでもイヤーモニターの音が小さく、自分の骨導音（おもに頭蓋骨を伝わって聴覚に届く音）がしっかり聞こえていれば、自分が出している声とイヤーモニターからの返りのズレが気持ち悪いながらも、なんとか修正しながら歌うことができます。しかしこの歌手のケースでは、骨導音が聞こえないほどの爆音でイヤーモニターの音が流れていたそうです。

それでもそんな状態に慣れてしまった歌手は、今まで歌ってきたテンプレート、つまり神経回路をなぞるように再現することで、ある程度は同じように歌うことができます。人間の脳の馴致《じゅんち》能力はたいしたものです。そのときの本人の耳には自分の出した声の返り音しか聞こえなくても、脳には声を出した瞬間の骨導音が届いています。脳はその骨導音と返り音のズレに悲鳴を上げながらもなんとか声を出させます。しかし体調がよくないなどの要因があると、脳はそちらにも注力しないといけないので、骨導音とイヤーモニターのズレに耐えることができません。そうすると神経伝達回路にバグが出る、あるいはショートしたような状態になって、思い通りの声を出すことができなくなってしまうのです。具体的には、声帯を引っ張ったり、粘膜の緊張具合を調節したりする複数の内喉頭筋への神経伝達がスムーズに行われなくなります。これらの筋肉は自分の意志ではコントロールできないのでやっかいなのです。

しかもそのような状態になると、本人は大変なショックを受けます。さらに「声が出なくなるのでは、もうコンサートができなくなるのでは」という恐怖がトラウマとなって、悪循環に陥ります。困ったことに、強い感情を伴った経験は脳に深く刻まれるので、この時点で「声を出しにくい神経回路」が、今までのちゃんと歌えていた脳内テンプレートに上書きされてしまうのです。

歌手にとって聴覚フィードバックは、声帯と同じだけ大切なものです。どちらかに障害が生じたら歌えなくなってしまいます。どんなに騒がしい会場でも、自分の声の骨導音が聞こえれば、まだなんとかなります。骨導音は最後の命綱のようなものなのです。これも聞こえなくなったら、目隠しをして空中ロープの上を歩くようなもので、いつ落下するかわかりません。だからイヤーモニターには弊害があることを理解したうえで、せめて骨導音が聞こえる程度の音量まで下げて使用してほしいと思います。

歌はそもそも何千人、何万人もの観客に届けるのは無理なのです。マイクもスピーカーも、歌を届けるということを第一に考えれば限界があることは自明でしょう。本来は野球などの競技をするようなスタジアムで歌わせる、それが歌手の心身にどれほど酷なことであるか、ファンも主催者も考えてほしいと思います。

この歌手の方には、静養しながら新しいテンプレートを上書きする方法を伝えました。幸い素晴らしいトレーナーさんがついていて、声と脳の関係についても見事に理解してサポートをしてくださるので、きっと復帰の日は近いだろうと思います。

歌声という贈り物

最後に、音楽を医療や福祉に応用する音楽療法の現場で目撃した事例をひとつ紹介しましょう。

認知症とパーキンソン病のために言葉も表情も失ってしまった八六歳の女性が、ある歌を聴いたときに突然言葉を発し、一緒に歌い出しました。歌い終わった後には、驚くことに何年も見せたことのない豊かな表情で、一時間ほども談笑したのです。ほかの曲ではそのようなことは起こらず、しかもひとりの歌い手の声にしか反応しませんでした。

この歌声は空気の振動となって彼女の鼓膜に触れ、聴覚に取り込まれた瞬間から、複雑なネットワークで構成される神経細胞がそれぞれ何万ものシナプスで情報をやりとりして、なんらかの必然性と整合性によって、脳の奥底に沈んでしまっていた思い出へと回路を繋ぎ、言葉を蘇らせ、感情を動かしたのだと考えられます。類似の事例は多々ありましたが、これは特に劇的で、歌声が持つ計り知れない力に心打たれた経験でした。

このように、歌を聴くことは脳の広範囲に反応を起こしますが、「歌う」ことは、身体はもちろん、脳においても聴覚皮質、運動皮質や前頭前皮質《ぜんとうぜんひしつ》など、大脳と小脳のほぼ全領域にわたって使われる、非常に高度な行為です。歌い手は、それまでの膨大な経験や知識、音の記憶などの蓄積を駆使して、想像力と構成力と集中力によって、声帯の小さな振動音を人の心を動かす響きを乗せた調べに変えます。そうやって出された声にはさまざまな周波、人間の耳には感知できない超音波も含まれ、空気の分子を波立たせて広がっていきます。

ちょっと話が宇宙に飛びますが、どうかおつきあいください。宇宙の起源に生じた振動と音波の話です。これは「宇宙マイクロ波背景放射」といい、およそ一四〇億年前のビッグバンで放射されたエネルギーが、宇宙の薄い気体のさまざまな形態に応じて音波を生成し拡散しているというものです。NASA（アメリカ航空宇宙局）はビッグバンの四〇万年後の音の波のマッピングを画像にしています。そしてこの音を解析した物理学者が「音波の中の倍音の数学的関係は驚異的で、音楽と同じ原理が宇宙にも働いている」と発表したのです。なんだか素敵な話ではありませんか。

何もない静寂の中で起こったビッグバン。後に確認されるすべての音が、その瞬間に発生し広がっていきます。このビッグバンと宇宙マイクロ波背景放射は、もちろん比喩としてですが、歌うということに似ているなあと思うのです。人類の歌の起源もまたそのようなものではなかったのでしょうか。

そもそも歌うという行為は、何もなかったところに人体によって（ミクロに言うなら脳のシナプスの発火から）最初の歌声が発せられ、それが共鳴し、広がりながら不可逆の時間を進み続け、そして聞き手の脳で反応を起こして、それがまたほかの人に伝えられていく。ひとつの歌を歌うということは、ひとつの宇宙を生み出すようなものだと思えてきます。聞き手は、そして目の前にある世界は、音として空気の振動として、歌という宇宙を受け取っているのです。歌声は、それが伝播していくすべてのものへの贈り物なのだと思います。案外、現実の宇宙ともどこかで繋がり、影響を及ぼしているのかもしれませんね。

この章のはじめあたりで、歌うことは自分の存在、さらには人類という生物の存在を広げること、と書いたのはこういうわけです。同時に、歌うということは実際、歌い手の感覚と身体機能の幅を広げる行為でもあります。

声を出す仕組み自体が人に備わった素晴らしい機能ですが、歌唱における脳と身体のメカニズムを知ると、人間がこれほどのことができるように進化してきたことに驚嘆し、それを引き起こした「何ものか」に感謝せずにはいられません。

第三部　自分を「変える」声の力

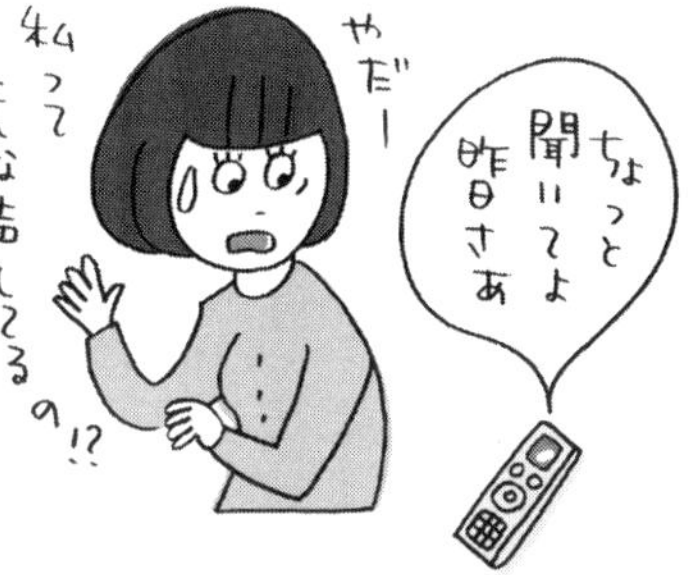

第七章　どうして人は自分の声が嫌いなのか

生命の根源にかかわる影響力

ここまでさまざまな声を分析しながら、声の他者への影響力をお伝えしてきました。身近な事例を通して、声の力を実感していただけたのではないでしょうか。

しかし第二部で述べてきたことは、声の影響力の片面にすぎません。声を戦略的に使っている例を多数紹介しましたから、声の力とは人を意のままに動かせる力のように思った方もいるかもしれませんが、声の持つ最大のポテンシャルは、これから紹介する「自分自身への影響力」にあります。自分自身の心と体をもっとも良好な状態に保つために、声は絶大な力を発揮するのです。

眉唾な話のように思われるでしょうか。もちろんそれは「Aという声になれば痩せる」「Bという声になればお金持ちになれる」などという詐欺のような話ではありません。自分の声によって自分自身をより良い方向に変えていくという意味での、私たちの生命の根源にかかわる「影響力」なのです。

順を追ってお伝えしていきますが、声の自分自身への力を知るためにはまず、この本を読んでいただいている方自身に「自分の声」を客観的に見ていただきたいのです。自分の声を正しく活かすために、この章では少しご自分の声と向き合ってみましょう。

「自分の声を好きか嫌いか」という問いの裏側にあるもの

本書の冒頭で、日本人の約八割もの人が「自分の声を嫌い」だと思っているという調査結果を紹介しました。また同時に、自分の声を録音して聴いたことがある人の場合、九〇パーセント以上の人が「自分の声を嫌い」と答えたということもお話ししました。

私はこの声に対する意識調査と同時に、自分自身に対する評価、自己肯定感を調査してみることにしました。すると声が嫌いという人は、ほぼ全員が「自己肯定感が低い」という結果が出たのです。この相関関係は予想していたものではありましたが、これほどの割合で自己肯定感が低い、つまり自分自身を否定する感情を持っているということは、実際に数字として見ると驚くべきことです。

「自分の声を好きか嫌いか」という簡単な問い。これを突き詰めていくと、その人の心の奥底が見えてきます。声に対する意識には、その人の自分への向き合い方、ひいては生き方が出ていると言っても過言ではないからです。

誰しも普段は「自分の声が好きか嫌いか」などということに関係なく毎日を過ごしていて、声を意識することなく日々をやり過ごすのに慣れてしまっています。だから否応なく声を意識しなくてはならないこと——スピーチやプレゼンテーション、面接といった機会に直面すると、にわかに困ったり焦ったりしてしまうのではないでしょうか。そこで成功経験が得られればいいのですが、失敗したり自己嫌悪に陥ったりすると、その多くはますます自分の声と向き合うことを避けてしまいます。

人前で話すことの苦手意識と自己への無能感は比例する

日本人は世界でも突出して自分の声が嫌いなうえに、人前で話すことが苦手です。普段はよく話す活発な人でも、人前で話すとなると、魅力的な個性や長所が覆い隠されたようになくなってしまいます。

そんな苦手意識は、じつは小学生のうちからすでに生じていることがわかりました。「自分の声が好きか嫌いか」という調査は、変声期がある小中学生には行っていませんが、「人前で話すことが嫌い」という子どもは、小学校五年生ですでに五〇パーセントを超え、中学三年生では七〇パーセントに達しています。これは一〇年ほど前の調査で、対象とする学校数も少なかったため、現在は少々変わっているかもしれません。

財団法人日本青少年研究所が平成二六年に行った調査によると、日本の高校生の自己肯定意識は諸外国の中でも圧倒的に低く、「自分は人並みの能力がある」と答えたのはアメリカの男子五九・五、女子五二・四パーセントに対して日本はわずか男子一〇・五、女子四・一パーセント。「自分はだめな人間だと思うことがある」のは「とても思う」と「まあ思う」の合計で日本が七二・五パーセント、アメリカは四五パーセントです（男女平均）。これからどんな未来でも切り開いていくことができるはずの一〇代に、自分はだめだ、能力がないと思って過ごすのは本当につらいことではないでしょうか。そんな思いを抱えて日々を過ごしている一〇代の若者が半分以上もいると思うと胸が痛みます。

人前で話すことに対して、アメリカで行われた調査では興味深い結果が出ています。「人前で話すことが嫌い」という生徒は、やはり一〇年前の調査ですが、一五歳でわずか五パーセントほど。この結果を見ると、人前で話すことの苦手意識と自分への無能感は比例しているように思われます。

「みんなと揃えて！」——教育によって抑圧される声

なぜ日本人に、自分の声を嫌いな人、人前で話すことを苦手と感じる人が多いのでしょう。

さまざまな要因があると思いますが、学校や家庭で自己表現の仕方を教えられることがないということは大きいでしょう。人の声も自分の声もしっかりと聴き、話したいことをどう伝えるかという方法論がなく、教育もなされません。

声は言葉を伝え、人や社会とコミュニケーションをとるための直接的な手段ですから、欧米では「どのように自分の思いを伝えるのか」をきちんと教えます。それが何より最初に行われるべき教育の基礎なのです。その土台ができた上で知識や技能を学び、自分の好みや才能を見極め、「自分が人間として何をしたいのか」を表現していく。声はそのためにあると言っても過言ではありません。

しかし日本では、幼稚園や保育園の頃から、大人の号令にあわせて「大きな声で、みんなと揃えて」声を出すようにしつけられます。そしてそれは小学校に入るとさらに強力になります。国語の音読などは本来、まずはどのように声を出すかというところから指導をはじめ、楽しんで読み、楽しんで聞ける、そういう音読を目指すべきだと思うのですが、「大きな声ではっきりと！」としか言われないとどうでしょうか。間違えたら叱られたり、笑われたりして、子どもたちは「失敗しないように」と、それしか考えられなくなってしまいます。

これでは生き生きとした日本語や物語への興味を失わせ、音読がただの苦痛でしかなくなってしまいます。どんなふうに読みたいか、どんな声で読みたいのか、そんなことは誰も考えません。個性を押し殺し目立たないように、間違えないで他の人と同列に並ぶように。そうやって子どもたちは自分の声を抑圧していきます。それでは声を出すことが楽しいと思えるわけがありません。

伝えるための声の出し方、使い方を教育されない日本人は、話すために必要な声の「コントロール」と「抑圧」の区別ができません。コントロールは「能動」、抑圧は「受動」です。たとえば「ここは少し大きく明るい声にしよう」と思ってそうできるのがコントロール、できないのが抑圧です。だから伸びやかに話すべき場面でも萎縮したまま。一音節一母音が中心の日本語は、本来もっと明るく、のびのびとした音を持っている言語なのにもかかわらず、です。

自分の声を知ることからすべては始まる

では、ひとりひとりの本来の声を取り戻すにはどうすればよいのでしょうか。それを考えるうえでは、自分の声を客観的に知ることを避けて通れません。

多くの人は自分の声を知りません。空気を通した自分の声が人にどのように聞こえているのかを知らない、と言うほうが正確ですね。自分が発した声は空気という媒質を振動させて相手の耳に届くわけで、それがさらに相手の聴覚で認知されてはじめて声となるわけですから、相手が聴き取って認知した音を知るすべは、厳密に言えばありません。しかし、とりあえず「だいたいこのように聞こえている（認知されている）」という声は、録音することによって知ることができます。

ＩＣレコーダーでもスマホでも、今はいつでも手軽に録音ができますね。そこで、自分の普段の話し声を録音してみましょう。

会社でプレゼンテーションがあるなら、その時の声を録音してみるのもいいでしょう。同僚と話すとき、家族と話すとき、友人と会っているときなどに録音をしてみてもよいでしょう。改まって朗読などを録音するのは、個性を出さないようにしたりといったように何らかの作為が入り込むので、最初のうちはお勧めできません。仕事で人に向けて話している場面や普段の会話が望ましいです。電話をしているときにＩＣレコーダーなどを手元に置いて、自分の声だけを録音するのも良いと思います。録音時間は一〇〜二〇分くらいが妥当です。

再生して聞いてみると、まず「自分はこんな声じゃない！」と叫びたくなると思います。しかし、話しながら自分の耳で聞いている声は、空気を通して聞こえる気導音と骨導音がプラスされていますから、気導音である録音した声のほうが他人に聞かせているあなたの声に近いのです。

しかも自分が話しているときには、頭に浮かんだ情景や言葉を感情とともに声にしているので、自分の声は骨導音を通してさえちゃんと聴けていないのです。だから客観的に聴いてみると、あたかも自分では好きな青色の服を着ていたつもりだったのに、鏡を見たら嫌いな黄色の服だった、というくらいの衝撃かもしれません。自分の聴覚で認識している声と実際の声にはそれくらいの違いがあるものです。

「私の声はこんなにキンキンしていない！」
「こんなに鼻にかかった声じゃない！」
「もういやだ、自分の声なんて聴きたくない」

たいていの人はそう思います。でも、その声で人と話しているのです。

ちゃんとボタンを止めたはずだったのに、鏡を見てはじめて掛け違いに気づいたり、目の位置からでは見えなかったほつれを鏡で発見したりするように、録音した声を聴かないと、自分の声の掛け違いやほつれに気づくことはできません。

鏡を見て、自分にはこの色がすごく似合うとか似合わないとかがわかるように、録音を聴いたときにはじめて、どんな声がもっとも自分らしいのか、自分の良さを引き出しているのかがわかります。声を客観的に知ることなくしては、声の力を使いようがありません。

声を活かすことは、「自分の声を客観的に知る」ところから始まるのです。

なぜ自分の声に向き合うことが大切なのか

声に何かトラブルが起こらないかぎり、多くの人は声を意識しません。自分の声が人にどう伝わっているかだけでなく、自分の声を自分がどう感じるか、そんなこともあまり考えません。でも何度も述べてきたように、声にはその人のあらゆる情報が含まれ、それは話すたびにぽろぽろとこぼれ落ち、あるいは透けて見えています。生まれ育ってきた環境も、体格や骨格も、そのときの身体と心の状態までも。

自分の声を知ることは、なかなかわからない自分というものを真剣に見つめるきっかけにもなります。誰しも自分はこうしたい、これが好きだ、あれは嫌いだ、ということはわかっていても、それは感情の動きでしかありません。そのような感情を宿す主体としての自分をわかっている、と言える人はどれだけいるでしょうか。

親の血を受け継いで生まれ、周りを取り巻くものを吸収して育ち、教えられ、学び、さまざまな経験をしてきた自分。そして今、どのような体調で、どんな精神状態で、何を求めて、何のために話しているのか——そのすべてが出ているのが声なのです。

声と向き合うことは、自分の過去と向き合い、現在の自分と向き合うことです。それは間違いなく、将来の自分をもくっきり描き出すことにもなるでしょう。

脳はあまりにも多くを失認している

私たちが自覚できることというのはじつはわずかです。人間の行動のほとんどは習慣によってなされます。歯を磨くのにどうすればいいのかなどと考え込みませんよね。顔を洗う手順もタオルで拭くのも、服を着るときに袖に手を通すのも、靴を履くのも、その行動は習慣化されています。意識が働くのは服や靴を選ぶときくらいです。鍵を閉めるのも、歩くのも、階段を上るのも、私たちはどれほど多くの行動を習慣的にしていることでしょうか。

視覚は聴覚に比べればずっと自覚的な感覚です。見たくないときには目を閉じればいいし、見たいものに焦点を合わせられるし、もっとよく見たかったら近づいて、いろいろな角度から見ることもできます。だから人は、目の前にあるものをすべて見ているように思い込んでいます。しかしそれでも、たったさっきまで使っていたペンが消えたり、昨日買ってきて冷蔵庫に入れたものが見つからなかったりするのはなぜでしょう。

コーヒーショップに入って、全体を見渡して座席を選んで腰掛けて、ずいぶん経ってから二つ隣の座席の人が立って声をかけてきて、はじめてそこに知り合いがいたことに気づく、なんていうことを経験したことはありませんか。店内を見渡したはずなのに認識していなかったのです。

お店を出てから、テーブルの上に何があったかを思い出してみてもいいかもしれません。小一時間も目の前にあったテーブルの上の砂糖入れですら、あったのかどうか、ましてやどんな容器だったのかなど憶えていません。つまり、見えていたのに認識していなかったのです。

そのコーヒーショップに知り合いがいるはずだと思えば、ひとつひとつの座席を注意深く見て探します。砂糖を入れようと思えば、テーブルの端、メニューが置いてあるあたりを探しますよね。私たちの感覚は目的がなければ働かず、認識しないのです。

視覚よりもさらに無自覚な聴覚は、ほとんどの音を文字どおり聞き流しています。だからこそ、聴覚を意識して自覚的に使ってみることで、ぼんやりと通り過ぎていった事々が、鮮やかに輪郭を現し、豊かな意味を持ちはじめるのです。

自分の声を聴いて感じる

録音した自分の声を聴くと、最初は違和感が大きいですし、多くの人は嫌悪を感じるでしょう。しかしそこを乗り越えないと先には進めません。録音の声を聴きながら、まずは普段から無意識で行ってきた「話す」というプログラムの中にある自分の感情や目的意識をなぞる作業を始めましょう。

電話で話した場面を例にしてみます。自分の声だけを録音した場合です。

「もしもし？　〇〇ですけれど、今お話ししても大丈夫ですか？」

↓変に高い調子の声。最後の「ですか？」の声が不安定に聞こえる、なんだか息が足りないみたいだ。

「あ、あーすいません、管理組合のことなんですが、来年の理事を決めないといけないもんで」

↓すいません、で声がひっくり返っている。そうそう、相手の声がちょっとぶっきらぼうだったから、緊張したんだった。「すいません」の語尾の「ん」は喉が詰まったような音。何かを飲み込んでいるような変な音。そうだ、確かつい ぺこぺこと頭を下げていたはずだ。

最後の「いけないもんで」はなんだか媚びている感じがしていやだな。「で」の後には声にならない息の音が聞こえる。これ、ちょっとへらへらしながら話すときの私の癖だな。

「あーそうなんですか。はい。はあ、はい」
↓相手の状況説明を聞きながら、「あー」が上からかぶせるみたいで、しかも「そうなんですか」は一本調子で上の空な感じがする。次の「はい」は、とりあえず言っている感じだな。そうそう、みんな事情があるのだから、断る理由にならないということをどうやって説得しようかと考えていたんだった。「はあ」はちょっと意地悪な響きがするな。

どうでしょうか。わずか二言三言の自分の声から、はじめてでもこの程度は聴き取ることができます。そして話しながら自分が感じていたこと、思っていたことを思い出してみてください。そうすれば、なぜ自分がそのような声で話したのか、つまり声に出てしまう自分の心理を知ることができます。

自分がいかに相手の話を聞いていないか

自分の声を聴いてどのように感じたか、自分の何がわかったのか、実際にやってみた人の例をあげましょう。

四五歳の男性Aさんは、昼食時の同僚との会話を録音しました。

聴いてみて驚いたのは、自分の声が思っていたより金属的で、きつく聞こえたことです。

「特に笑い声は、なんだか薄い金属で頭を叩かれるみたいで、すごく耳障りでした」

「相手の話を聞いているときの相づちは相手にかぶせるみたいに〝そうそうそう〟〝ふんふん〟って急かしているようで、しかも気持ちが入っていない空虚な感じがします」

「自分が話すときの声は硬くて、こわばっている感じがします。言葉も普通だし、語尾は〝だよね〟が多く、きつい言い方はしていないのに、なぜか声からはすごく力んでいるような感じがする。聞いていると拳に力が入りますね。余裕がない感じです」

Aさんは、同僚と談笑しながらゆったりと昼食をとったはずだったのに、その声はこわばり、笑い声は「薄い金属板で叩かれるように耳障り」だったのです。そして何よりAさんが驚いたのは、同僚が何を話したのか、録音を聴いてようやく知ったということです。

「その場では話を聞いているつもりだったけれど、じつはまったく聴いていなかった。なるほど、相づちが空虚な音に聞こえたわけです。頭の中は自分が次に何を話すかで精一杯だったんでしょうか」

はっきりわかった作り声

三八歳の女性Bさんは平日の退社後に友人と会って、食事をする場面を録音しました。

「約束のお店の前で待っていたときに録音し始めたんですが、友人が来た瞬間から、これ誰の声？　って思うほど高い声で〝ひさしぶりぃー〟って。恥ずかしくなりました」

「そのあとも話している声が高くて、聴いていただけで喉が苦しくなってきました。しかも嘘っぽいというか。『えー、そうなのぉー？』って何度も言っているんですが、相手を馬鹿にしているみたいな声でした。それからなぜか意味のないところで、『ふぅー』ってため息をついているんです」

「途中で知り合いから電話がかかってきて出たんですが、小さい声で話したのに、またひどく高いキンキンした変な声で」

「楽しかったんですよ。それなのに録音した声を聴いたらすべて嘘みたいで。もしも相手がこんな声で話していたら、私のこと馬鹿にしてる？　と思うかもしれません」

「帰宅してからも何か録音しようと思って、録音をオンにしてしばらくひとりごとを言っていたんです。今日は疲れたなあ、もうお風呂に入って寝ようかなあ、何か録音したいけれどよくわからないなあって。その声は、食事のときの声とも電話をしていた声とも全然違うんですよ。私は人と話したり、電話に出たりするときには声を作っているんですね。はじめて知りました」

人と話すのは大好きだし楽しい、というBさんですが「楽しいひとときのあとは、とても疲れるし、何かよくわからないけれど罪悪感がある」と言います。録音を聞き返しても、相手を困らせるような意地悪は言っていないはずなのに、と当惑するのでした。

声に出てしまっていた感情

四〇歳の女性Cさんは専業主婦で、小学二年生と四年生の男の子のお母さんでもあります。夕方と就寝前に録音しました。

「二年生の子の友達が二人遊びにきていたのですが、夕食の準備をしながら様子を見ていたんです。そろそろお開きかなと思ったときにちょっと喧嘩になって、仲直りさせてからバイバイさせようと、仲裁に入って話しかけたんです」

すぐに仲直りをして友達は帰っていったものの、そのあとに自分の子どもに話しかけた声に驚いたと言います。

「喧嘩の仲裁のときは、よそのお子さんでも甘やかさず厳しすぎず、と意識していたせいでしょうか。少し低めではっきりとした落ち着いた声でした。でも、自分の子どもだけになって〝お腹空いた〟と言われたときに、〝喧嘩するからゴハンの支度が遅れたんだよ、もう少し待ってなさい〟と言ったのですが、その声が変なふうにうわずっていました。うわずっているのに、何か押しつぶしているみたいで、自分でも変な声だと思いました。実際、ちょっとイライラしていたんでしょうね。その前の喧嘩をうまく仲裁したと思っていたけれど、我が子がちょっとふがいなかったんですよ。子どもが悪かったわけじゃない、ましてや当たることではないのに、どこにも持っていきようのないイライラが確かにありました」

就寝前には子どもたちに本の読み聞かせをするので、それも録音しました。

「短いお話を二つ読んだんです。はじめのうちはつい録音を意識してしまって、読み方も平坦だし、抑揚をつけようとしているのに声は一本調子で、少し気持ち悪く感じました。でもだんだん録音をしていることを忘れて、子どもに物語っているような読み方になって、声がなんとなく明るくなったんです。自分で読んでいてもお話が面白くて引き込まれていたので、声も血が通ったように聞こえます」

「子どもがそろそろ眠るという時間になって夫が帰ってきたのですが、それで起き出しちゃって。〝おかえり〟と言った私の声も録音されていたのですが、これはちょっと鋭い声。語尾に鼻を鳴らすような短いため息が入っていました。こんなタイミングの悪い時間に帰ってくるなんて、と思ったのですが、みごとに声に出ちゃっているんですね」

自分を感情的だとは思っていなかったCさんですが、「こんなに声に感情が出ていたなんて。子どもにはそのまま伝わっていたのかも。どうしよう」と考えこみました。

自分で自分の声を分析することで自分がわかる

この三例、いかがでしたか。声には、人に接するときの心の持ち方や、話しているときの心理状態が、まるで手に取るように現れていることがわかるでしょう。

録音した声を聴くときには、まず「どんな声なのか」を分析して、それを自分なりの言葉で表現してみましょう。「最初がかすれていて語尾は押しつけるみたいだ」とか「薄くてふわふわと漂うようだ」とか「やすりのようにざらざらしている」とか。

自分にとって表現しやすい言葉でいいのです。黒っぽいとか黄色っぽいとか、「灰色のカバーをかぶせたみたい」なんていう表現をする人もいます。高い金切り声を「黄色い声」などと言いますよね。そもそも、声や音を表現する語彙が少ないのですから、自分で納得できる言葉を使えばいいのです。それを記録しておくとなおいいですね。

次に、その声を出したときに何を思っていたのか、そのときの感情はどうだったのかを思い出します。二つほど例を挙げてみましょう。

「抑揚はあるのに薄くペラペラして、つり上げられたような声」

〈そのときの状況や感情〉——うまく話そうとして、感情を出さないようにしていた。ちょっと気取ってしまって緊張していた。

「ざらざらして黒い砂に小石が混ざったような声」

〈そのときの状況や感情〉——すごく疲れていて、怒りを通り越して、もうどうでもいいや、という投げやりな気持ちだった。

こんなふうに自分の声の特徴を、録音を聴いて分析し、そのときの状況や心理状態を対応させていくのです。そうすると、その声を出した原因を自分で探ることができます。すると自分はこんなふうに声に感情や思いが出てしまうのか、と驚くことでしょう。

録音した自分の声を自分で分析する。それも「どういう声か」と「そのときの状況・心理」という二段階で分析することで、思いもよらなかった自分自身の姿が浮かび上がってきます。これだけでも「自分」というものの主体に少し近づけます。

「こんな声が出ているけれど、なぜそうなのかわからない」という場合もあるかもしれません。そのときには、その場の状況や心理だけでなく、体調や性格まで範囲を広げて分析してみてください。

心理状態と対応しない声が出ていた例をひとつ。録音した声を聴いたらどこか不明瞭で、今まで普通だったのにおかしいな、と首をかしげる人がいました。体調にも目立った変化はないと言っていましたが、その声を聞いてすぐに心臓の検査を勧めました。検査の結果、心嚢《しんのう》というところに液がたまり、非常に危険な状態だったため、すぐに入院して事なきを得ました。声には身体の不調がそのまま表れますから、普段から自分の声を意識しておくことで健康管理もできるのです。

さて、自分の声の分析を続けていくと、人の声に含まれる要素も分析できるようになっていきます。声から真偽や感情を読み取ったり、性格や体調をうかがい知ることができるようになるのです。

幼いときに世界を音で読み取っていた、あの素晴らしい聴覚の回路。神経回路は道と似ています。誰も歩く人がいなくなった道は、やがて草が生い茂って消えてしまいます。しかし少しずつでもまた歩きだせば、道はうっすらと現れ、何度も使うことによってしっかりした道路になります。まずは自分の声の分析、そして人の声へと、聴覚の回路を再び作っていきましょう。そうすれば、声から信じられないほど多くの情報を読み取れるようになっていきます。

第八章　私たちの「本物の声」とは

声の力とは「本物の自分の声」を使うこと

前章では自分の声を客観的に知ることの大切さ、自分の声を分析することで、わからなかった自分が見えてくるということを述べました。ここからは、声の力を使うために何をすればいいのか、核心に入っていきます。

録音して聴いた自分の声は、普段から出している声、人に聴かせている声です。しかし残念なことにその声は多くの場合、その人の良いところが失われていたり、作り声であったりします。まるで別人であるかのように振る舞う声、不自然に抑圧された声、生き生きとした個性が感じられない声、話すことが苦痛でしかないような声など。これでは当然ながら、声の力を活かすことができません。しかし、そのような声の裏には、その人の人生の善きものを豊かに含み、計り知れないパワーを持った声が隠れています。

その声を見つけ出すこと、そしてそれを「心身からの」喜びを持って使えること、それが声の力を使うということです。その声は「本物の声」と言うべきもので、普段、自分が骨導音で聴いている声や、人に聴こえている声とも違います。

録音した自分の声を嫌だなと思うのは、普段自分が聴いている骨導音ではないので違和感がある、という理由だけではありません。もっと本能的な、身体の底から湧き上がるような嫌悪があるのではないでしょうか。それはじつのところ、本物の声ではないからです。

では、本物の声とは何か。それは「その人の心身の恒常性に適った声」のことです。どういうことか、まずは恒常性ということについて説明しましょう。

「心身の恒常性に適った声」とは

生体における恒常性とは、ひと言でいえば「人間の心身を正常で健康な状態に安定させる仕組み」のことです。これは人間だけでなく生物が皆持っている機能です。この働きによって私たちは心身を健全に維持することができます。

たとえば、暑いと体温を一定に保つために汗をかきますね。汗が出ないと熱中症になって、ひどくなると生命にかかわります。感覚的にも「暑い」と感じられるので、私たちは涼しい場所に移動したり水を飲んだりするといった行動をとります。急に寒くなれば身震いをして体温を上げようとしますし、毛穴を収縮させて鳥肌がたちます。無意識に手をこすって摩擦熱で温めようともするでしょう。血圧は必要に応じて上がったり下がったりします。そのように細かく見ていけば何千という反応が身体を健康に保つためにほぼ自動的に行われているのです。

人間以外の動物は、この恒常性がそれぞれの生物の特性にしたがって完璧に近い状態で働いています。しかし人間は社会が複雑になった今、ときとして恒常性に反したことをしてでも社会に適応しなくてはなりません。どんなに暑い屋外の仕事であっても、仕事を放り出して涼しいところに行ってしまうわけにはいかないし、裸になって水浴びなどできない。熱が出て節々が痛くて動けないとき、身体が「寝ていなさい」というサインを出しているのに、学校や仕事があるからと休めない。

そうやって身体の機能に反するだけでなく、心理面でも人間は無理をします。いやだと思うと、身体はそれを回避するためにストレスホルモンを出します。ストレスホルモンはイライラするなどの精神的な反応にとどまらず、頭痛や胃痛や下痢なども引き起こします。それを感じ取っていやなことから逃れればいいのですが、それでは社会生活は送れません。

だからパンクするまで我慢して頑張ってしまったりもするのですね。

さて、声とは生命活動のためのさまざまな身体機能を使って出されるものだということを前に述べましたね。つまり、声にも恒常性維持の働きは強く関わっているのです。

姿勢が悪かったり、喉の声帯周りを締めつけたり、声道を圧迫したり、あるいは精神的に緊張やストレスがかかったりすると、本来の身体の状態から外れ、その声は「健康で安全な状態であろうとする」あなた自身の心身を痛めつけます。

社会に、周りの人々に適応しようとして、自分を少しでもよく見せようとして無意識に声を作る。そんな作り声を続けていると、心身に不調をきたすのです。それは「呼吸がちゃんとできていない」「姿勢が苦しい」「喉をそんなに締め付けないで」と、身体が警告を発しているのです。

前の章で、自分の声を録音して分析した女性が「話した後になにか罪悪感がある」と言っていたことを思い出していただきたいのですが、これは心身に無理をさせて作り声を出している彼女に対して、彼女の脳が「その声は間違い。早く気づいて」と教えているサインなのです。出した声は、声を出すために使ったそれぞれの器官の使い方とともに、脳を巡ります。そこで心身の司令塔である脳がチェックをして、いわゆる「ダメ出し」をしているのですが、多くの人はそれに気づきません。そのサインに気づき「罪悪感」という言葉で表現した彼女は、聴覚も身体感覚もとても敏感です。

心身は一体です。身体が無理をすれば精神にも影響し、精神が蝕《むしば》まれれば身体の機能もバランスを保てなくなる。しかし身体にも精神にも大きく関わる声にアプローチしようという発想は、残念なことに日本ではまずありません。

「本物の声」とは恒常性に適った声。であれば、偽りの声は心身を蝕み、本物の声は心と身体にプラスの影響を与えることは自明でしょう。本物の声は自分に対してプラスに働くだけでなく、人の心をも「声に出ている心身の真実性」ゆえに動かすのです。先に話題に挙げた、甲本ヒロトさんの歌声に多くの人が惹かれる理由は、ここにあるのだと思います。

本物の声が持つ真実性

「声に出ている心身の真実性」ということについて、もう少し説明したいと思います。

人の在り方として、信頼がおけるものはなんでしょうか。社会的には人を騙さないとか嘘をつかないとかいろいろあるでしょうが、それはまた別の話です。人間という生命体として見た場合、信頼できるものとは心身の恒常性であり、誰もが持っている「生きようとする力」です。それは間違いなく「真」であり「善」です。でなければ、生命を維持することはできないのですから。私たちは心身の恒常性という確実性によってのみ生きられるのです。その確実性にもとづいて、目的を持って心身を使うことが「活かす」ということです。

その確実性、信頼がおけるもの、心身の真実性という意味で、私は（日本語には対応する言葉がないので）「オーセンティシティ」という言葉を使いますが、人は相手のオーセンティシティを感じ取ったときには、無視などできないし、心を開かざるを得ません。その音声――その人の心身の真実性が出ている本物の声のことを、私は「オーセンティック・ヴォイス」と呼んでいます。それはその人の恒常性に適って心身がもっとも自然な状態で出される、その人の命そのものであり、その人自身の尊厳とさえ言えるものです。

作り声や周囲に迎合する声は、頑張れば頑張るほど真実性から離れていきます。いくらかわいらしい声を出していても、あるいは誠実さをアピールしても、できる人ふうの声を出してみても、そこには必ず「真実性とかけはなれたもの」が透けて聞こえてしまいます。

言葉ではなく、容姿でもなく、声の真実性が人の判断を左右し、心を動かすのは、聴覚が受け取った「本物の声（オーセンティック・ヴォイス）」が、脳内で本能を司る旧皮質へと届くからです。それが聞き手の感情を揺り動かし「有無を言わせぬ影響」を与えるのです。

人の心に届かない声とは、大脳辺縁系（旧皮質）が無視、あるいは拒否してしまう声です。恒常性に適った真実性のある声は心を動かし、作り声や自分を生きていない声は、心に届かない。それはあたかも原始脳の奥深くで、人間という生物種がこれからも生きのびていくために、「恒常性を失わずに生きているかどうか」を判定しているかのようです。

身体は声を通して警告を発している

ロシアのゲノム研究グループが、ある種の音声がＤＮＡの損傷を修復するという論文を発表したという話を前に出しましたが、私は人それぞれが、自分の本来の声の「ある周波数帯」によって心身を治していくことができるのではないかと推察しています。治していくというのが言い過ぎならば、健康に保つといいましょうか。ロシアの論文は、実際に声によって遺伝子レベル、染色体レベルからの修復が可能であると述べています。

逆に言えば、自分を痛めつけ、染色体レベルから損なっていく声もまたあるということではないでしょうか。声と身体は相互に作用し合っているので、漠然としたつらさやイライラ、原因のわからない疲れ、生きづらさという形でも、心身はそれを教え、警告のサインを出してくれているのです。

せっかくの心身からの警告を自覚しましょう。心身が苦しいと教えているのに、それを無視し続け、その状態に慣れて、やがては苦しさも感じなくなってしまったとしたら、そのときは恒常性が維持できなくなったということです。つまり、本当の意味で心身が病気に侵されてしまうということです。

そうなってしまうと、声にはさらにはっきりと異常が出ます。しかし自分では、それに不思議なくらい気づきません。人から指摘されるほどのキーキー声やだみ声やかすれ声であったら、それは必ず心身が悲鳴をあげている危機的な状況です。心身の不自然さが不自然な声を生み出すのです。

人間の細胞が恒常性を保つように、声もまたその人にとってもっとも良い状態という恒常性を保とうとしています。声があなたに何を教えようとしているのか、自分の声に注意を向けてみてください。

医療技術が高水準にもかかわらず、日本人のがんの罹患《りかん》率は世界トップクラス、そのほかの病気も増える一方です。原因はさまざまでしょう。不自然な加工食品、過剰な殺菌抗菌志向、不要な薬剤の摂取、昼夜の区切りのない生活のストレスなど……。しかし恒常性維持機能が正常に働き、その中でも重要な機能である免疫が力を発揮していれば、これほど病気になる人が増え、長期にわたって医療を受ける人、つまり治らない人が増えることはないのではないかと思うのです。

本物の声を見つけるには

まず前提として、本物の声はすべての人が持っています。その人に命があるかぎり、必ず唯一無二の宝のような本物の声を持っているのです。しかしほとんどの方は、自分ののどの声が本物の声、真実性（オーセンティシティ）のある声なのかわからない。どうやって見つけたらいいのかと思いますよね。

何度も言うように、録音した声は今現在、あなたが出していて人に聴かせている声です。そこにはもともとの体格や体質、声帯の長さや厚さ、仕事や人によって使い分けてきた心持ち、呼吸、今の体調、そして精神のありか、つまり生き方すべてが表れています。これは現在のあなたの真実です。

そこから目をそらしてはいけません。今の自分の声を知ることが始まりなのですから。だから録音した声を分析し、そこに表れている自分を知ることが必要なのです。

ほとんどの人が録音を聴くといやだと思うのは、前の章の具体例でも見たように、作り声であったり、変に装っていたり、媚びたり、自分のコンプレックスや弱いところが出てしまっているからです。

でもそのいやな声の中に、ときおり「あれ、この声はいやじゃない」と思う声があるはずです。嫌悪よりもむしろ「いいな」と思える声。それは作り声ではなく、妙にテンションが高くもない声でしょう。そして嫌悪を感じる声よりも幾分低い声であることが多いはずです。

それがあなたの恒常性に適った声、つまり本物の声です。そこで、その声を出したときのシチュエーションや、自分の感情や身体の状態をできるだけ細かく思い出してください。どのようなときにその声が出るのか、それは本当に人それぞれです。「えっ、そうなの」と言った声が、とても良かったかもしれない。「～なんですよ」と何度も言っているうちの、たった一回だけ、とても気持ちの良い「～なんですよ」があるかもしれない。

最初は難しいかもしれませんが、心の底から「この声は好き」と思える声をみつけだしてください。このときには大脳新皮質、つまり理性的な分析脳を使わずに「声の音」を愚直に聴くのがコツです。この音は好きか嫌いか、それでいいのです。

よくわからないからといって、他の人に訊いたりしてはいけません。自分の本物の声は、「自分の脳」にしか判別できないからです。

「いいな」と思う声を何度も意識して録音する

次に、その声の出た部分を何度も聞いて記憶させてください。記憶する、のではなく、記憶させるのです。あれこれ考えたり分析しないで、ただ何度も聞くのです。これは脳の無意識の領域に働いてもらうためです。

何度も聞いたら、今度はその声を思い出しながら改めて録音してみてください。ここは意識的におこなう場面です。再録音はすぐにやりましょう。時間が経つと忘れたり、雑念によって判断が鈍ったりします。録音を聴いて「いいな」と思った、その瞬間的な判断が大切なのです。

「いいな」の声と同じ状況のつもりで、同じ言葉を同じ声で何回か録音しましょう。「〜そうなんですよ」が良かったら、それを良かった声に近づけるように何度か繰り返して言い、録音するのです。

そうしたら、すぐにその録音を聴いてみましょう。最初のうちはかえって作り声になってしまって、録音を聴いてがっかりするかもしれません。でも何度も繰り返しているうちに「いいな」と思える声が増えてくるはずです。

ひとつもそんな声はみつからない、全部がいやな声だとしか思えない場合は、普通に話しているより少し低めの声を意識して出してみてください。そのときにわずかに顎を引きましょう。首に皺が寄るほど引かないでくださいね。そうするとかえって余分な力が入ってしまいます。わずか一センチだけのつもりで、かすかに引くだけでいいのです。

そしていつもよりゆっくり呼吸して、ゆっくり話してみてください。それだけ注意して、再びいろいろな場面を想定して録音して聴いてみてください。今度はいくつか「いいな」が見つかったのではないでしょうか。

「いいな」の声が見つかったら、それを定着させるようにいつも少しずつ意識しましょう。話すときには自分の「本物の声」を頭で反芻《はんすう》しながら出す。定着するまではどうしてもずれていってしまうので、姿勢を正し、肩の力を抜いて、少しだけいつもより遅めを意識して喋ることを心がけてみてください。

声がかすれたり、ブツブツと途切れたりするのは低すぎです。家で練習するときには、鏡を見ながら行うのが有効です。ほとんどの人は顎を突き出すか、上げて喋っています（た

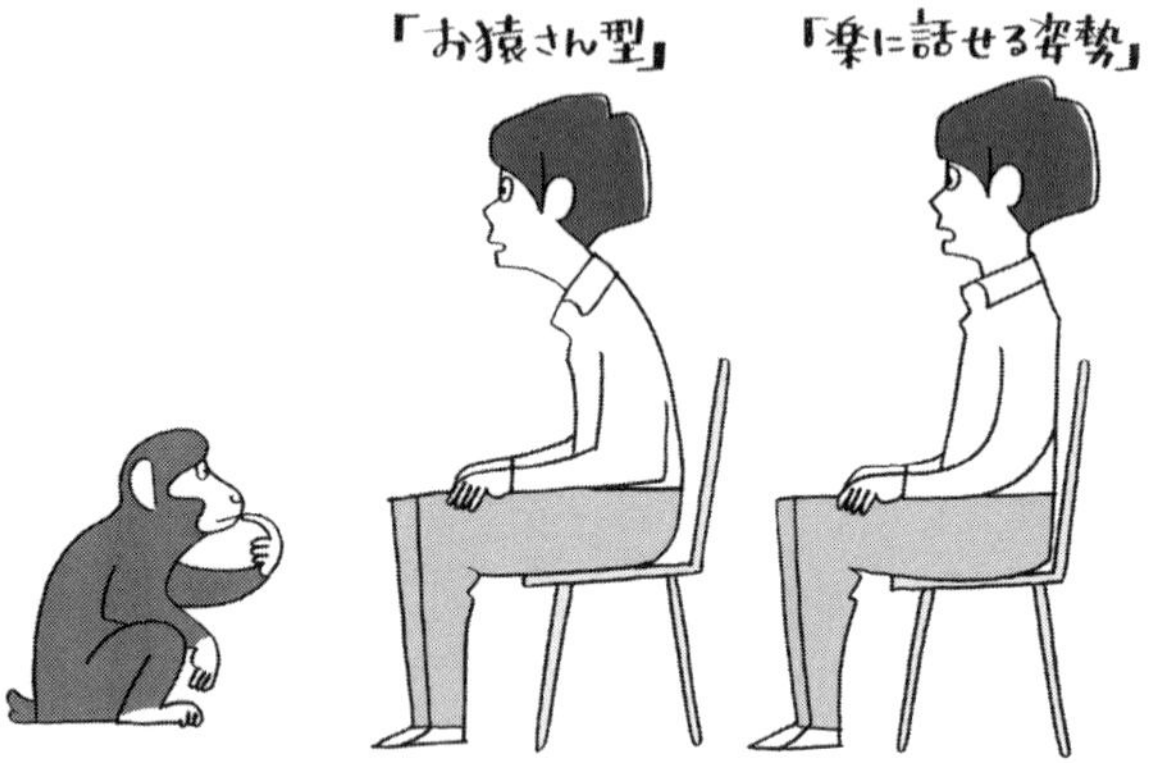

いていの日本人は背中を丸め、首を前に突きだした「お猿さん型」です）。これでは喉が緊張し、声が浅く絞られてしまいます。

大切なことは、首や顎や肩などに無理な力を入れないことです。難しいようですが、鏡を見ながらやってみるとよくわかります。

次に呼吸を整えること。ゆっくり安定した呼吸を意識しましょう。息を吸うときに肩が上がるようではいけません。息を吸うとお腹と横腹がゆるやかに膨らむというのが、安定した呼吸です。これを数回繰り返しましょう。

本物の声を見つけるまでは、なるべく人との会話などさまざまな声が出る場面を録音するほうがよいのですが、見つけた後は何を録音しても構いません。自己紹介でも詩の一節でもいいですから、今度は短めに一～二分録音しましょう。そしてすぐに再生して聴く。そうすると「ここは作り声っぽい」「ここは変にテンションが高くて上ずっている」などと気がつきます。自分の声だと不思議なくらいよく気づきます。

そうしたらそこを自分の「いいな」と思った声の記憶に近づけるように修正して、また録音する。その繰り返しです。そうすると、少しずつ「今の声はいいな」と思う部分が増えてきます。それがあなたの本物の声を定着させる、唯一にして最高の方法です。

聴覚フィードバックのなせるわざ

とはいえ、録音して自分の声を聴くだけで自分の本物の声を見つけることができるのか、と思うかもしれません。しかし、聴覚と脳の機能を良い方向に働けるようにするだけで、声の影響力は及んできます。

なぜそんなことが可能なのでしょうか。疑問に思う人のために、ここで少し、この本の中で何度かその名が登場している「聴覚フィードバック」という身体の仕組みについて少し踏み込んで解説します。

私たちは声を出すと同時にその声をモニターして、瞬間的に分析し調整し、次の発音を繰り出します。これが聴覚フィードバックです。話すという行為は聴覚フィードバックがないとできません。そして聴覚フィードバックこそが、「言語を用いて話す」「歌う」という行為を発展させてきました。声が聞こえない、つまり聴覚フィードバックがない場合には、声を出すことはできても、声の大きさや高さや発音をコントロールすることができません。

生まれたばかりの赤ちゃんは、産声を上げることで肺の細胞を満たしていた肺水を排出し、初めての息を吸い込みます。無事に肺呼吸に切り替わった赤ちゃんは静かに息を吐くわけではなく、大声を張り上げます。声を出すためには声門を閉じるのでしたね。閉じた声門を呼気が押し広げて通るときには肺に向かって逆の圧もかかります。この圧のおかげで肺胞（血液とガス交換をする部分）が刺激され、酸素を取り込む機能が活発になるのです。この世における第一声を出したそのときから、脳は聴覚フィードバックのスイッチを入れ、同時に声とは一見無関係に思われるような圧の調節を行っているのです。

新生児の頃には、まるで赤ちゃんの意志とは関係なく、誰かが声を出す練習を勝手にしているかのように、「アーウー」と何の脈絡もない音を出します。起きているときの赤ちゃんはもぞもぞと手足を動かしているものですが、ときには自分の出した声に驚いたように、動きを止めて聴き入る様子が見られます。この頃の聴覚は完全な素晴らしい機能を持っていますが、聴覚フィードバックはまだ発達途上です。

生後三〜四か月になると、「マンマンマー」「ブップ」「パッパ」などのような破裂音を出し始めます。この時期の赤ちゃんは、まるでその音を楽しむかのように同じ音を繰り返し出します。まるで目に見えない誰かと遊んでいるかのように、夢中になって声を出している様子もよく見られます。これは聴覚フィードバックができてきたことの証明です。赤ちゃんが夢中になって遊んでいる相手は、自分の中の聴覚フィードバックの回路なのです。

この頃の赤ちゃんが始める破裂音を使った発声は、大人になった私たちには何の苦もなく行えることですが、じつは非常に高度で繊細な調整が必要です。「あー」ならば、口を大きく開ければそのまま出すことができます。しかし「バ」「パ」「タ」「ダ」などは、いったん口を閉じ、呼吸を止めてからその閉鎖を破って発声しないと出せません。耳が聞こえなくても偶然その音が出ることはありますが、何度も同じように繰り返すためには、出した音を耳で確かめながらでなければできないのです。つまり、聴覚フィードバックによらないと出ない発音なのです。

聴覚フィードバックができるようになったこの時期から、赤ちゃんはさまざまな発音を組み合わせる練習を始め、親や周りの人からかけられる言葉を真似る土台を作り始めます。まるででたらめに声を出して遊んでいるように見えますが、多くは口の右側から声を出しているという報告があります。つまり左側にある言語脳を働かせていることの証明です。

赤ちゃんが言葉を話すようになるまでは、聴覚と脳を結ぶ神経回路が驚異的な発達を遂げる時期です。「赤ちゃんにはまだわからないから話しかけても無駄」などというのは大間違いです。この時期にこそ豊かな肉声でたくさん話しかけてあげてほしいものです。

騙される聴覚——聴覚を記憶が覆う

聴覚フィードバックは、ほぼ無意識裡に働きます。

自転車は、いったんこぎ方を憶えると、それからはいちいち考えなくてもスイスイと乗れます。そんな状態を「身体が憶えている」などと言いますね。これは「手続き記憶」といわれるものです。大脳の内側にある基底核というところが働いて、運動の学習と記憶と調整を行い、いったんその回路ができたら、あとはほぼ何も意識しなくても、同じ行動がとれるのですが、発声も少し似ています。話せるようになるということは、話すために必要な筋肉や呼吸や口や舌の形などのバランス調整がひととおり記憶され、いちいち考えなくても自然に、ほぼ無意識にできるということでもあるのです。赤ちゃんが話せるようになるまでは、自転車に乗る練習のように、ひたすら聴覚と発声の相互関係を身体に憶えさせているのです。

さて、聴覚フィードバックには「記憶に騙される」という面白い現象があります。会話などの際に、相手の声が小さかったり、周りの音に邪魔をされたりして、言葉のすべての音は聞こえない、などということはよくあります。そんなときに脳は、抜けた音をあたかも聞こえたかのように処理をするということを前に述べましたね。

相手が空を見ながら「明日はあ〇みたいよ、困っちゃうわね」と言ったら、「あし」でも「あか」でもなく「あめ」だと想像できるし、「明日は〇れるみたいだから、運動会が楽しみね」と言えば「あれる」でも「かれる」でもなく「はれる」だとわかります。そのような予測はほぼ瞬時に行われます。

脳は「〇が聞こえていないけれど、文脈や相手の声の調子などを総合的に判断した結果、晴れる、と言っていると思われる」などと時間のかかる処理の仕方はしません。それまでの記憶から確率の高そうな音を瞬間的に推測して、さらにそれが聞こえたかのように「〇れる」を「はれる」と補完して取り込むのです。聴覚の仕組みを説明した際に書いた、文の中の抜けている音に雑音を入れると、その抜けた音が実際には存在しないのに「聴覚には聞こえる」のと同じです。

自分で話している際の聴覚フィードバックでも、じつは同じことが起こります。実際には発音していなくても、聴覚は「ちゃんと発音できたように」取り込みます。

こんな例があります。脳梗塞の後遺症で、発音が不明瞭になってしまった人ですが、呼吸器も耳も正常。しかし身体に少し麻痺が残ってしまい、声は出せてもうまく発音ができませんでした。すでに一年ほど発音を明瞭にするためのリハビリをしてきたということでしたが、まったく改善されません。「明日行きます」なら「あういーあう」のようになってしまい、ほとんど何を言っているのかわかりません。しかし本人は「自分の発音は少し不明瞭かも」くらいにしか思っていませんでした。

じつはそれは、常に付き添っていたお母さんが、母親だからこその愛情と洞察力で、何を言っているのか聴き取れなくても会話を成り立たせていたからでした。

私はお母さんに「聴き取れない場合は推測せず、わからないとはっきり言う」ことをお願いし、本人には会話の録音を聴いてもらいました。そのときに初めて本人は、自分の発音が、何を言っているのかわからないほど不明瞭だということを知ったのです。

「脳内テンプレート」が聴覚をごまかす

なぜこのように、実際には発音していないのにもかかわらず、聴覚は「ちゃんと発音できた」かのように取り込んでしまうのでしょうか。

自分が話したいことを決めた時点で、人の脳にはうっすらとしたテンプレートが浮かび上がります。意識してもしなくても、です。それをそのまま伝えるべく声にするわけですが、自分の耳と聴覚を通して聴くと、脳に浮かび上がっていたテンプレートと重なって、そこに大きなズレがあれば修正します。それが聴覚フィードバックでもあるのですが、聴覚フィードバックの働きは、ほかのことに身体や脳が使われていると、その脳内のテンプレートが聴覚を補完し、あたかも脳内のテンプレートの通りに話したと錯覚させるのです。

脳梗塞の後遺症の方はこれが顕著でした。耳には不明瞭で何を言っているのかわからない自分の声が届いているので、耳はそれを電気信号にして聴覚野に送ります。しかし「話そうと思っていること」のテンプレートが、耳から入った信号を、まるで上書きするかのように覆ってしまうので、自分の脳で決めたとおりの話し方ができていると思ってしまったのです。録音して聴くことは、脳内のテンプレートの作用を受けないので、そこでようやく自分の出していた発音を客観的に知ることができたというわけです。

これは決して例外的なことではありません。誰でも多かれ少なかれ、テンプレートどおりに話せたかのように、聴覚が修正する傾向があるのです。実際には聞こえていない発音が聞こえたかのように補完する聴覚。これは素晴らしく高度で便利な機能ですが、「本当に出た音」をごまかしてしまうという、やっかいな一面もあるのです。

同じようなことは楽器の演奏でもよくあります。和声からはずれた間違った音を出してしまったらすぐにわかりますが、曲の進行にはたいして影響のない音が抜けた場合、やはり聴覚は、抜けた音をあたかも出ていたかのように聴きとります。

それは、脳が曲を憶え、「こういう曲だからこう弾く」というテンプレートを作り上げるからです。実際に出した音を聴いているのに、その音を脳内のテンプレートが覆ってしまうわけですね。楽譜を見ながら弾いている場合は、そのテンプレートの視覚情報も加わるので、さらに厚めに「実際の音」が覆われてしまいます。

演奏家の場合、この覆いを意識的に排除して、出た音だけを正確に聴き取るということができるかどうかで演奏の巧さが決まると言っても過言ではありません。「耳がよい演奏家ほど素晴らしい演奏をする」というのは音楽の世界の常識ですが、この「耳がよい」というのは、音の細かなニュアンスなどを感知する能力が高いということだけでなく、何よりも「自分が出した音を客観的に正しく聴く」ことができるかどうか、脳内テンプレートの上書きに騙されずに音を聴き取れるかどうか、ということでもあるのです。

話す場合も同様で、話しながら聞こえている自分の声に、さりげなく上書きしている脳内テンプレートに騙されることなく、耳から入った音に対して忠実に聴覚フィードバックが働くようにすることが、声の力を使う第一歩です。

だからこそ、録音した自分の声を客観的に聞いたうえで、その中に見つけた「いいな」と思える声を出したシチュエーションを思い出しながら、意識的にその声を出してみる、という方法が有効なのです。それはあなたの頭の中の脳内テンプレートを書き換えていく、という作業だからです。

ちなみに先ほどの脳梗塞の方は、音声訓練をしながら自分の声を録音し、家に帰ってからも練習を録音して、それを聴くことで「自分が話すつもり、話したつもり」のテンプレートと、実際に自分が話した声の録音との違いをしっかりと認識し、それを一日に何度も繰り返すことで、脳内テンプレートと実際の声とのズレを修正していきました。そのズレの修正が正しくできたかどうか、それもまた録音して聴き直さないとわかりませんから、この方は使える限りの時間をこの練習に費やし、驚くほどの早さで明瞭な発音を取り戻しました。それは同時に、構音に関わる口などの器官に麻痺《まひ》が残っていても、聴覚フィードバックを正しく活用すれば、いくらでも明瞭な発音を作れるということの証明にもなりました。

本物の声は自分にしかわからない

タレントになりたての若い人がテレビに頻繁に出るようになると、どんどん垢抜けてキレイになっていきますよね。よく「人に観られるとキレイになる」なんて言われますが、じつは観られることでキレイになるわけではありません。もちろん、四方八方からカメラで映されているという緊張感も多少はあるでしょう。しかし最大の理由は「映された自分の姿を自分で観る」からなのです。

デビューしたてのタレントは、自分が出演した番組や、自分が撮影された映像は必ずチェックします。そこで顔の角度がちょっと変かなとか、笑顔は口をもう少し開けてみようとか、右肩が下がり気味だから修正しようとか、細かいところまで「自分だからこそわかるチェック」をします。人が気づかないような小さな長所も「自分だからこそ見逃さない」

のです。ここでもいわゆる細かな「フィードバック」を行っているわけですね。

声も同じです。タレントが自分の姿をシビアにチェックしては容姿を磨くのに、同じように声を磨かないのはとても残念ですが、それは容姿ほど声を意識していないことに加えて、声は変わらないものだと思っているからなのでしょう。

タレントが自分の映像を観ることで洗練されていくように、あなたは自分の声を録音して聴いて、自分でしかできない細かなチェックをすることで、自分にしかわからない本物の声を見いだすことができるのです。

何度も書きますが、自分の本物の声がわかるのは自分だけです。あなたが生まれて、その身体と心で成長し、さまざまな経験を積んできたことは、声に刻まれ、脳にすべて取り込まれています。だからあなたにしか、あなたの本物の声は見つけられません。声を出す主体、人生の主体はあなただからです。

たまにこのように訊く人がいます。

「私は女優の○○さんの声が好きだから、似た声が出たら、それをいいなと思っていいですか?」

もちろんダメです。その女優さんに似せた作り声を「いいな」と思うのは、判断ではなく思い込みです。いくら素敵な女優さんの声に似せて声を作っても、たとえそれがどんなにかわいらしく聞こえたとしても、しばらく聴いていると、人にも自分にも嫌悪感が生じます。あなたにはあなたの恒常性が完璧に働こうとしているのです。人の身体を借りてくることができないように、借り物の声が本物の声になることはありません。

第九章　自分の声を定着させるには

脳の自動補正機能とは

　ここまで、自分の声との向き合い方と、本物の声の見つけ方、そしてその方法がなぜ有効なのかをお伝えしてきました。しかしせっかく本物の声を見つけても、それが定着しないと意味がありません。

　ここからが、素晴らしき聴覚と脳の機能の本領が発揮されるところです。この章では、私たちの体の驚異的な仕組みである「脳の自動補正機能」について解説したいと思います。同時に、声を出すときに気をつけるべきポイントについてもお伝えしましょう。

　前に、人間の行動のほとんどは習慣的であると述べました。最新の脳神経学によると、行動だけではなく、思考も、感情すらも膨大な経験情報の蓄積によって習慣化されているといいます。自分で決定して行ったはずの行動なのに、知覚するよりも先に行動が起こされていることが証明されています。日々、私たちは行動に対する意思決定をして生きているように思っていますが、じつは脳がさせているのです。脳内テンプレートがそうさせている、と言ってもいいかもしれません。いずれにせよ、私たちが自覚して、自分の自由意志で行ったと思っている行為ですらも、せいぜい半自覚というべきなのです。

声は、その習慣の最たるものです。話す、声を出すということは、ほぼ無意識の経験の積み重ねです。だからこそ、「要所だけを意識し、自動のシステムに組み込む」ことで、また自動的に経験を積み重ねていけば、「要所」は放っておいても定着します。

その「要所」とは、自分が「いいな」と思えた声、意識した本物の声の体感です。

こんなふうに考えてみてください。

■手回しのオルゴールをずっと回してきたが、歯車がきしんだりして、何かがおかしいと思ったので、手回しを止めた。〈＝作り声、自分を損なう声に気づいた〉

■よく見てみたら逆に回していたことに気づく。〈＝録音して自分の声を客観的に知る〉

■正しい向きに回そうとする。〈＝本物の声の発見〉

■最初は力が必要だが、だんだん回り始める。〈＝本物の声を出しては録音、それを聴い

てまた分析し、また探して録音〉

■回り始めるとほとんど力が要らなくなる。音楽が美しく流れ続ける。オルゴールも逆回しでないので、破損しかけていた歯車も本来の良い状態に戻った。〈＝本物の声の定着〉

「回す、止める、また回す」、これはあなたの自由意志。オルゴールを鳴らす複雑な仕組みは脳と身体、オルゴールから流れる音楽が声、そう考えてみるとよくわかるのではないでしょうか。

ここで意志が働くのは「回す、止める、回す」だけです。気づいて、本物の声を知って録音して聴いて、あとはそれを続けるだけ。正常な方向に回り始めた歯車は破損することなく、オルゴールが奏でるべき本来の音楽を美しく奏で続けます。複雑な仕組みは脳（聴覚）が引き受けて、歯車（心身）の破損を直し、正しい方向にどんどん勢いづいて回り続ける。これが脳（聴覚）の働きである「自動補正機能」です。

つまり声は、意識して聴き、その声を意識的に脳に憶えさせれば、あとは聴覚と脳がなかば「自動的」に修正をし続けてくれます。細かなことは気にしなくていいのです。むしろ気にすると、かえって力んだ作り声になってしまいます。たまに声帯はどうすればいいのか、などと質問してくる方がいらっしゃるのですが、そもそも声帯の開閉や張りを調節する内喉頭筋の制御は、自分の意志で行うことなどできません。それを行うのは自分では管理できない脳の領域です。声を制御するのは脳。本物の声を見つけるのも、定着して出させるのも脳なのです。

ですからそこに介入する意識は、ごく単純なものでいいのです。恥ずかしがらずに声を出しては録音する、よく聴いてその中から好きな声を探し、そこに意識を持っていく。そうやってまた録音する。ときおり自分の顎が上がっていないか、力が入っていないか、姿勢は悪くないかというフィジカルの基本をチェックする。

どれほど理論書を読んで考えても、声帯や声を出すときの筋肉の仕組みを勉強してみても、本物の声の力は得られません。まずは聴くことです。百考は一聴にしかず。百回考えるよりも、まずは一度、歯車を止めて聴いてみてください。

自動補正機能が勝手に働くとき

以前、アルコール依存症の方たちの自助グループを取材し、一年間ほど密着したことがあります。自助グループがすることはミーティングで順番に話すだけ。だいたい十数名の参加者が丸く椅子を並べて腰掛け、設定されたテーマに沿って、あるいは自由に話します。メンバーには会社員や大工さん、大学教授、元警察官や会社社長など、さまざまな職種の人がいました。

ずっと通って皆の話を聞いているうちに、人が回復傾向に向かうときに、ときとして「声に光が射す」瞬間があることに気づきました。光が射す、なんて抽象的でスピリチュアルに感じるかもしれませんが、ほかに何とも表現しようのない瞬間なのです。「言葉」ではなく「声」に光が射す。その瞬間が増えてくると「ああ、この人は回復する」とわかるのです。実際にその人たちは、飲酒の苦しみと決別して身体も精神も回復していきました。

アルコール依存症は進行性であり、治癒しないといわれる厄介な病気です。治癒はしませんが、今日一日断酒をする、次の日もまた一日、次の日も……と続けることによってのみ、回復していけるのです。そしてその断酒を可能にするのは医師でも家族でもなく、本人だけ。かといって意志の力でもないらしく、いわゆる意志が強いとか弱いとかはあまり関係ないといいます。

あの声の変化——その人の声でありながら、光が射す瞬間には何かが決定的に変わっていた——は、いったいなんだったのでしょう。私には何年間もわかりませんでした。そこでほかにも似たケースがないかと探し、調査を続けてようやく次のような仮説にたどり着きました。

自助グループのミーティングではただ話すだけですが、どうやら話し続けることによって、脳の自動補正機能が勝手に働き、「声の力が発動した」と考えられるのです。ただし、たくさん話した人すべてに、自動補正機能が発動したわけではありません。たまたまある条件に合致した人だけです。その発動の瞬間は不思議としかいいようがありませんでした。飲酒によって痛めつけられた心身の奥底から、まるで美しい泡がプクリと立ちのぼるように見え（実際には聴こえ）ました。それはあたかも、その人の中で何者かが勝手に治療を始めたかのようでした。

本人に訊ねてみてもそのような自覚はなく、ただ声を出し続けているうちに、プクリ、プクリと美しい泡が増えるように声が変化していき、次第に自分の心身が一致した本物の声が現れてきて、生きる方向性がプラスへと転換されていきました。そうなると声・聴覚・脳は三位一体となって心身に働きかけ、その人のもっとも良い状態——恒常性を維持する方向へと導いていきます。その人の中で治療を始めたように見えたのは、正常に働き出した恒常性維持機能だったのです。

ただ声を出し続ければ発動するのか？

さて、依存症の方の例を聞くと、まるでたくさん喋っていれば録音などしなくても自分の本物の声が見つけられるかのように思われるでしょう。しかしここに、自動補正機能の不思議があります。

依存症の方々は、声を変えたいとか本物の声を見いだしたいと思って話していたわけではありません。むしろ声には無頓着で、ときとして話す内容すらどうでもいいかのような印象がありました。前の週と同じことを言ったり、支離滅裂なことを言いながら寝てしまったりする人もいました。そんな状態ですから、発声に対しては何の作為を持たずに、ただ声を出していました。そこに自動補正機能が自然に起きた秘密があります。

人間の心理（つまり脳）とは厄介なもので、ひとたび声を意識してしまった場合には、多く喋ることは逆効果になることが往々にしてあります。それは「良い声に」とか「本物の声を探そう」といった何らかの意図が介入することで、聴覚から旧皮質を巡り、聴覚フィードバックによって発声する神経伝達回路が捻じ曲げられてしまうのです。前章で聴覚フィードバックに記憶が上書きをしてしまうお話をしましたが、それと同じことが起こるのです。そうなると、本物の声は「勘違い」と紙一重になります。

声をたくさん出すことで自己補正機能が発動するのは、思いがまったく別のところにあって、いっさい声を意識せずに無心で出される場合だけです。修行のために唱えるお経や祈りは、この境地に近づきやすいかもしれません。いずれにしても稀なことです。

ですから、「よし、本物の自分の声を見つけよう」と思ったならば、また声というものを意識したならば、必ず録音して「客観的に」自分の声を聴いてください。骨導音ではなく、気導音を聴くときには自動補正の回路は勘違いしません。

呼吸と姿勢で声を活かす

私たちの身体は、小宇宙にたとえられるほど複雑で神秘に満ち、内在する叡智によって見事に統制されています。解剖学的に、あるいは神経生理学的には解明が進んだとはいえ、こうして生きている状態で身体に起こっていることは、脳を筆頭にまだまだ謎に包まれています。

自分の身体でありながら、思惑どおりに動かせるところもじつにわずかです。脳や脊髄といった身体の司令塔はもちろん、胃や腸といった内臓も、身体の機能を調節する自律神経も自分の意志では動かせません。代謝の速度を調整することも、体温を上げたり下げたりも、自分ではできません。自分の身体なのに、主導権は別のなにかが握っているみたいですね。しかしそれらが自律的に緻密に働いてくれるから私たちは生きていられるわけです。実際に意志が及ぶのは、骨格筋を動かす体性神経くらいですが、それですら偏った使い方をして、どこかしらに歪みを生じさせているのが私たち人間です。

せっかく本物の声を見いだし、心身を健康に保とうとする恒常性と手を携えるのですから、この機会に、発声にも心身の健康にも影響する呼吸と姿勢を見直し、本物の声をより活かしていきましょう。呼吸と姿勢は完全な制御はできなくても、正常に働くように整える手助けは、かなり意識的にできるのです。

私たちは一回に約五〇〇ccの空気を吸います。しかしそれがすべて肺に取り込まれて有効活用されるわけではありません。そのうちの一五〇ccほどは死腔といって、気道上の換気に関係のないところにとどまります。また、息を吐く場合にもすべて吐ききってしまうわけではなく、肺がしぼみきってしまわないために空気が残ります。

また、一日に二〜三万回ほど絶え間なく行われている呼吸は、肺がひとりでに膨らんだりしぼんだりしているのではなく、呼吸筋という筋肉の働きによるものです。この筋肉はすべてではありませんが、少々は意識的に使うことができます。

呼吸筋には息を吸うときに胸郭を広げる吸息筋と、吐くときに胸郭を狭める呼息筋があります。吸息筋は上腹部から首にかけて、呼息筋は下腹部から胸にかけて、それぞれ五種類ほどの働きの違う筋肉が配置されており、この筋肉群の収縮と弛緩《しかん》によって呼吸ができるのです。

ここで姿勢が重要になってきます。背中を丸めて、腹部をへこませていたら、呼吸筋の可動域が物理的に狭くなり、肺に充分な空気を送ることができません。いわゆる浅い呼吸になります。そうすると吸気の量が少なくなりますが、死腔にとどまる空気の量は変わりません。三〇〇ccしか吸えなかったら、肺が活用できる空気はわずか五〇ccになってしまうということです。

姿勢が悪い（いわゆる背中を丸めているなど）のは、胸郭と呼吸筋を押さえ込んでいるようなものです。それが癖になると、浅い呼吸をしていても気がつきません。空気が充分に取り込まれないと酸欠になり、充分に吐くことができないと体内の二酸化炭素量が増えます。特に年齢が上がるほどに肺の弾力は失われていきますから、吐く息の量が減り、残気量が増えていきます。

すると二酸化炭素や、そのほか排出すべき不要物を体の中にため込むことになります。浅い呼吸は非常によくありません。息を吸うときに肩が上がるとか、吐くときにお腹が出たままになっていたら要注意です。

なんとなくだるかったり疲れがとれなかったりする人は、まず背中を丸めていないか、姿勢をチェックしてみましょう。呼吸筋がのびのびと働くように、身体を伸ばし、胸を広げてみましょう。そしておへそのあたりが深くへこむように、大きく息を吐きましょう。そうすれば、吸おうと思わなくても自然に息が吸い込まれます。そのときに肩を上げずに、お腹が膨らむようにしましょう。これが呼吸筋の安定する腹式呼吸です。

肩を前に丸めないように、胸を大きく広げるつもりで姿勢を良くして、この腹式呼吸を一日に何度か行えば、自然に呼吸筋の鍛錬になります。呼吸筋の中でも呼息筋、つまり吐くときに使う筋肉をしっかりと働かせることは、コアトレーニングと同じです。また、息を深く長く吐くと副交感神経が優位になりますから、緊張や興奮を抑えたいときには、腹式呼吸で「息を吐く」ことを意識するとよいのです。夜、眠るときにも、呼吸に意識を向けて、軽く吸い、吐く息をゆっくりと長くすると、気持ちの良い睡眠へすっと入っていくことができます。

声が不安定な人は呼吸が浅いことが多く、呼気が少なく勢いがなければ、声量も乏しくなります。そういう声からは覇気も感じられません。姿勢のよい人は胸郭の稼働範囲が広いので呼吸が深くなります。そうすれば自然に呼吸筋が鍛えられ、声も安定します。

呼吸筋が衰えると息も衰えます。そして息の衰えは全身の衰えに繋がります。「命――いのち」とは「息の勢い」のことだとも言われます。とても腑に落ちるような気がしませんか。

長く話して酸欠になったときには肺を浄化

また、話していて過度に疲れる場合は、必ずどこかに無駄な力が入っていて、無理な発声をしています。ですから、ときおり肩を上下させて首回りの力を抜くことが大事です。首の筋肉も硬くこわばっているはずなので、外からも軽くさすってほぐしましょう。

息を吸うときに肩が上がるのはもっとも疲れる原因です。呼吸は、先に述べたように、吸ったときにお腹が膨らみ、吐いたときにへこむようにしましょう。

また、話すことに気をとられていると呼吸が浅くなってくることがあります。頭がボーッとしたり、集中力が落ちてきたりしたら、肺の残気量が増えている可能性があります。その場合には肺の浄化を行いましょう。

まず上半身を楽にして息を吐きます。呼吸とはその字のとおり、まず吐いてから、鼻から軽く息を吸い、口から細くゆっくり二秒間、息を吐きます。そのまま唇を軽くふっと閉めて二秒間息を止めます。喉に力を入れないように。続きを二秒吐いて、また二秒止める。そうしたら全部吐きます。吸うときにはおへその周りが膨らむように、吐くときには、吐ききったときにお腹が背中につくくらいにへこむようイメージします。これを二～三回するだけで残気や老廃物の排出ができます。横腹に手を添えると腹式が意識しやすくなります。

吐ききった後には、放っておいても新鮮な空気をたっぷり吸うように呼吸筋が働きますから、脳をはじめ全身に酸素が行きわたります。

スピーチの緊張を一瞬で解消する

ここまでの話から、発声において呼吸と姿勢が重要だということはおわかりいただけたのではないでしょうか。しかし、スピーチなど人前で話すことが苦手という方の中には、

「呼吸や姿勢を意識する余裕なんてない」と思われるかもしれません。人前で話すのが苦手な方は、話すことが嫌いなのではなく、緊張するからうまく話せなくなってしまい、苦手意識に繋がってしまうケースがほとんどです。話す前からすでに心臓が口から飛びだしそうになって、頭が真っ白になる。声はうわずり、膝はガクガクするし手は震える。

その緊張を一瞬でおさめる方法があります。それは「咳払い」です。

あまりに簡単なので驚くかもしれませんが、緊張が高まって逃げ出したい気分になったとき、軽く「コホン」とやってみてください。心臓のドキドキも震えも、すっとおさまります。話している途中でも再び緊張してきたら、マイクから顔をそむけて「コホン」。

咳払いは本来、気道に異物が入り、窒息の危険のある誤嚥から命を守るためのものです。また喉頭周辺は随意筋と不随意筋が入り混じり、さまざまな神経が集中しているところでもあります。誤嚥や窒息は生命に関わる一大事ですから、それを回避する咳払いによって、緊張し、興奮した身体の状態が瞬間的にリセットされるのです。

スピーチなどは失敗を経験すると恐怖感を持ってしまい、次にはもっと緊張するというマイナスのスパイラルにはまり込んでしがちです。しかし一度、上手に緊張をやり過ごす経験をすると、次には「たいしたことない」と思えるので、あまり緊張しません。そうすると人前で話すことが気にならなくなり、何度か成功経験を積むと、スピーチが楽しくなるというプラスのスパイラルになっていきます。

マイナスのスパイラルを止めるのは、軽い咳払いひとつでいいのです。事前にあれこれと考えて悩むよりも、スマートな咳払いの仕方を練習しましょう。ただし、やりすぎるとほかの場面でも緊張を緩和するためについやってしまい、癖になるのでほどほどに。

演説の名手は瞬きをしない

さて、話している内容も話し方も悪くないのに、なんとなくモソモソとした陰気な印象を与えてしまうとか、聞き手が眠くなってしまう、そんな悩みを持っている方も多いようです。

声は単一の周波数の音ではなく、実際には超音波まで含む広い範囲の音が含まれ、その周波数の含み方で声の印象といえる音色が決まります。「明るい」「暗い」「優しい」「柔らかい」「硬い、金属的」などですね。

また、高い周波数は脳を活性化し（あるいは興奮させ）、低い周波数は脳を沈静化して眠りを誘います。赤ちゃんにせっかく「眠れ、眠れ」と子守歌を歌ってあげても、高い周波数

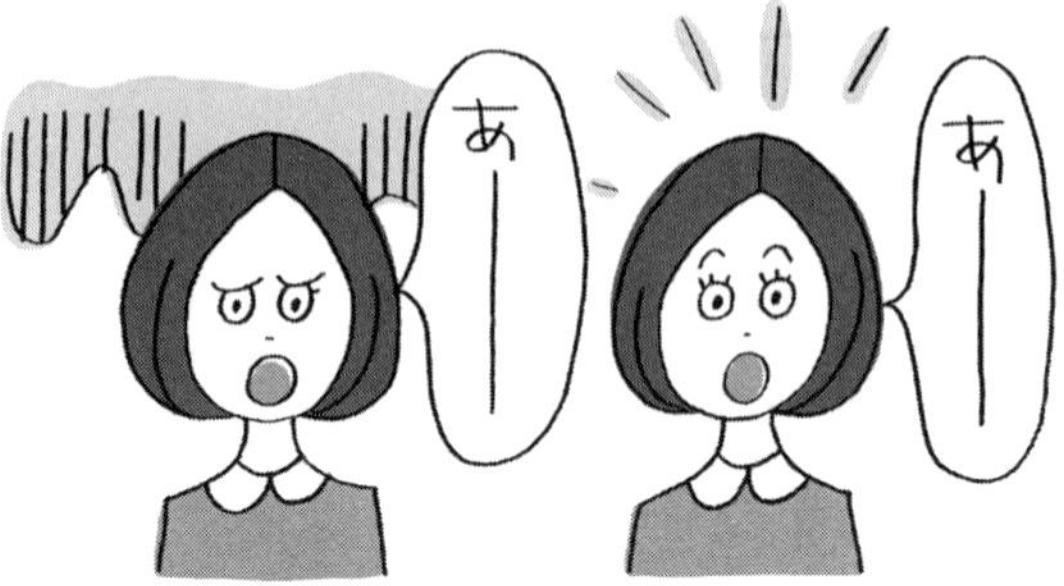

帯を多く含む声だと、脳の覚醒作用を働かせてしまい、「起きろ、起きろ」と眠らないようにしているようなものです。逆に、話していて眠りを誘う声は、低い周波数帯が多いということになります。

「暗い声」というのは、声帯の振動数に関係なく、できあがった声に高い周波数帯の音が少ないのです。そういう声を出し続けていると、相手に暗い印象を与えたり、眠気を誘ったりするだけでなく、当人の脳や身体の動きまで鈍くなってきます。落ち着いた低い声だけれど印象は「明るい」、そして聴く人の脳に確実に言葉を届けられる、そんな声で話したいものです。

声を明るくするのに、もっとも簡単で効果的なのは眉を上げることです。ちょっと実感していただきましょう。「あーーー」と声を長く伸ばして、途中から眉を上げてみてください。かすかに音程が上がり音色も明るくなるのが実感できるでしょう。同じように「あ――」と出しながら、今度は眉をしかめてみてください。半音近く音程が下がり音色も暗くなるはずです。目も見開けば音色は明るくなり、閉じると暗くなります。だからまばたきが多いと声が不安定になるのです。

眉を上げ、少し目を見開くことによって広がった顔の上部の共鳴腔は構造上、高い周波数を共鳴させて増幅します。ですから声を自然に明るくするのは、たったこれだけで充分なのです。声が暗いからと、無理に張った声を出そうとすると、それはわざとらしい作り声になってしまい、明るいというよりも硬質で耳障りな声になりますからご注意を。

声全般を明るくしたいのなら、常に少し目を見開き気味で話せばよいし、メリハリやコントラストをつけたかったら、強調したい言葉や要所で眉を上げると効果的です。アメリカの俳優はもちろんですが、日本人でも声に説得力のある俳優は、知ってか知らずか見事にこの「眉効果」を駆使しています。このように自分で声の音色をプロデュースしながら話せるようになれば、声の力は倍増します。

眉を上げると顎も一緒に上がる人が多いので、顎は必ず軽く引くようにしましょう。顎を引いて眉を少し上げる。それだけで共鳴腔が広がり、声が与える印象は驚くほど変わります。

第十章　声はあなたの人生の味方

声によって情動が生まれ、脳内物質が作り出される

　声が人に大きな影響を与えることは、今までに述べてきたように、さまざまな実験や事例から証明されています。しかし「声という音」が人間の脳でどれほどのことを引き起こすのか、その全貌はまだ解明されていません。これからもっと驚くような発見が出てくることでしょう。とはいえ、現在わかっている範囲でも充分に驚異的です。声の影響力のメカニズムを改めてまとめておきましょう。

　人間の聴覚は耳が受け取った音波を音として認識するだけではありません。脳の多数の部分に受け取った音を入力します。声に含まれるさまざまな情報も入力されるのです。無意識裡に働く声の影響力の源泉は、理屈ではなく、否応なく生み出される情動です。「なんだかわからないけれどやる気が出てきた」「安心感があって信頼できる」、あるいは「イラ

イラする」「この場からすぐに立ち去りたい」とか、もっと単純に「好き」「嫌い」などという、意志とは関係なく湧き上がるものが情動です。

この情動に関わるのが、大脳辺縁系と呼ばれる生存の根源を支配する機能を持つ部位で、その中には視床下部という多くの神経核が存在するところがあります。ここは自律神経系を管理し、生理活性物質などのホルモンを分泌し、さまざまな身体反応を起こす働きをします。呼吸器も心臓も循環器も血管も消化器も、筋肉すらもこの影響を受けています。

ごく最近の報告ですが、声が聴覚に届いたとき、「音」は言語よりも先に別系統の道を通って大脳辺縁系に到達することがわかりました。その音が情動を引き起こします。情動とは感情とも言えますが、もう少し強い意味合いで「否応なく何かの行動を起こさせるもの」で、それの原動力となる脳内物質が、ドーパミンやノルアドレナリンなどです。これらは意識的に出すことはできません。つまり声という音によって情動が生まれ、同時に分泌されたこのような脳内物質が、否応なく人を突き動かすのです。

「わけもわからず説得されてしまった」とか「たいしたことを言っていないようなのに、人がついていく」、あるいは「良いことを言っているのにイライラする」などの理由は、ここにあります。

声の影響力は自分自身に及ぶ

本書の冒頭で書いたとおり、あなたが生涯に、もっともたくさん聞く音は、あなたの声です。あなたの声は周りの人に良くも悪くも影響を与えています。しかし、繰り返しお伝えしてきたように、あなたの声があなた自身に与える影響こそがもっとも大きいのです。

人は食べたもので身体が作られます。栄養のある新鮮なものを食べていたら健康になるし、ジャンクフードを食べていたら身体もそうなります。自分が出し続ける声は、食べ物のように体内に取り込まれ、それによって心身が作られるのです。ＩＴ用語に「Garbage in, garbage out（ゴミ入れ、ゴミ出し）」というものがあります。ゴミデータを入れれば、やはりゴミのように処理されたデータが出てくるという意味です。

心身にとっての声も同じです。本物の声を見つけ、それを聞き続ければ（つまり脳に入れ続ければ）心身もオーセンティック、つまり真実性のあるものになっていく。作り声を出し続けていれば、心身も作り物、まがい物のようになっていきます。

声は必ず言葉とセットです。しかしこの本のテーマは声ですから、言葉にはあえてあまり言及していません。しかしこれだけは申し上げておきたいと思います。汚い言葉が美しい声や本物の声で語られることはまずありません。汚い言葉は必ず汚い耳障りな声とセットです。前に書いたとおり、私たちの体は善であり真なるものであり、汚い言葉はそれと相反するものだからです。汚い言葉を使い続けていると、聴覚フィードバックによって、話す人をますますそのようにしていきます。ゴミを出し入れしていることと同じ。まさに「Garbage in, garbage out」です。

同じように、ヒステリックな声を出しているとますますそうなっていきます。自分自身を押し殺した声を出し続けていると、心身はさらに抑圧されます。クレーンに吊られたような作り声だと、やはり生き方も地に足が着かないものになっていってしまうのです。

声の心身へのフィードバックで変容を遂げた実例

聴覚から脳↓身体↓声↓聴覚から脳、という回路によって心身を刺激する働きが、声の心身へのフィードバックです。人は自分が出す声によって、良い方向にも悪い方向にも、常に再構築され続けていきます。だからこそ「本物の声」が大切なのです。

そこで、本物の声が私たちをいかに変容させるか、声の心身へのフィードバックの過程がよくわかる例をいくつか紹介しましょう。

小学校教諭のY先生は三〇代の女性で、学級崩壊と言われるような低学年のクラスの担任でした。真面目で熱意のある先生でしたが、どんなに注意しても授業中に走り回ったり、勝手に教室を出て行ってしまう児童のグループがあって、ほとんど授業ができない状態が続いていました。毎日「静かにしなさい！」「ちゃんと席について！」「先生の話を聞いて！」と、そんなふうに叫んでいたために、何度も声が嗄《か》れて、そのうち喉にポリープができてしまいました。ポリープによって声帯振動が悪くなり、ひどいかすれ声や息漏れになって話せなくなってしまったのです。病院で治療をしましたが、このままでは再発するだろうということで、予防として声の出し方を見直すことになりました。

Y先生の体格は小柄で華奢《きゃしゃ》、ともすれば裏返るような高い声が特徴でした。話すときには首に青筋が立つくらい喉に力を入れて、感情が高ぶると早口になりがちです。

教室での自分の声を録音して聴いてもらったところ、「こんなヒステリックな声だとは思わなかった」とショックを受けていました。そこでまず怒鳴っているとき、早口で叱っているときの声の出し方を身体で確認し、その状態を解除して力を抜くことから始め、自分のもっとも楽に出せる声と、自分で聴いて「この声ならOK」と思える声を探してもらいました。お伝えしてきた方法と同じです。

「楽に出せる声」は「出し慣れた声」とはちがいます。無自覚に声を出すと、脳内テンプレートによって「出し慣れた声」になってしまいます。Y先生の場合も、自分が聴き続けていた今までのヒステリックな声の記憶が必ずそれに近い声を出させてしまうので（これが聴覚のやっかいなところです）、余分な力を抜きリラックスした状態で、顎を引いて楽に発声しつつ、少し低めの声を意識してもらいました。

それからは家でもどこでも録音しては聴き、二か月ほどの間、Y先生は徹底的に自分の声と向き合いました。すると、次第に話すときに姿勢と喉の状態と声のトーンを自覚してコントロールできるようになり、まるで人が変わったように落ち着いた声になりました。

それからまもなく、こんな報告を受けました。

「なんと学級崩壊がピタッとおさまってしまいました！」

さらにY先生は、以前はせかせかと小走りのように歩く人でしたが、物腰もゆったりと落ち着いて、心なしか顔つきまで変わってしまいました。

子どもたちは大人が思っているよりもずっと繊細で敏感です。特に学級崩壊の原因となるような子どもほど繊細です。大人の声に含まれるイライラや怒りや嫌悪をいち早く感じ取るのもこの子どもたちです。

彼女自身の心身の恒常性に適う声、真実性のある声が出てきたとき、Y先生が持っていた本来の真面目さや優しさが子どもたちに伝わりました。それをまっさきに感じ取ったのも、学級崩壊の原因になっていたワンパクたちでした。

教育の現場に立つ先生方は日々、どうすれば子どもたちをよりよく育てられるかと試行錯誤していらっしゃることでしょう。学級崩壊までいかなくても、クラスをまとめることに苦労し、学校教育に行き詰まりを感じている先生も多いと聞きます。

先生だけでなく、お母さんお父さん方も、子どもに接する人は皆、ぜひ子どもと話すときの自分の声を録音して聴いてみていただきたいと思います。子どもたちが言うことをきかない、と嘆く前に、自分の声に真実味が感じられるかどうか、自分の耳で確かめてみてください。

心身が声を生み、その声がまた心身を作る

Y先生の例のように、声によって性格から容姿まで変わってしまうフィードバックの仕組み、今まで説明してきた個々の働きが統合されて声の力が心身におよぶ仕組みをまとめておきます。

話すという行為は、同時に自分の声を聴く行為です。何度も述べてきたように、話すときには発音や声の大きさを聴覚が瞬時に判断して、声帯まわりの筋肉や口腔、唇の形、呼気流の速度や量を調節します（聴覚フィードバック）。

その連携の状態は、出した声をまた瞬時に聴くことで脳に記憶されていきます。聴覚は耳から受け取った声をさまざまな領域に伝え、その中でも大脳辺縁系の海馬と扁桃体《へんとうたい》によって音の価値評価と意味認知がなされ、情動を生み出します。その段階で直接身体に働きかける生体ホルモンや神経伝達物質が作られます。つまり「自分で声を出し、聴くこと」は、脳の多くの領域とホルモン系・内分泌系を刺激し続けることなのです。しかも「声を出す」という行為は、全身の生命活動を使うことです。呼吸器官をはじめ、共鳴する口腔や骨、鼻や顔の骨格や筋肉などから、厳密に言えば足の先に至るまで影響を受けます。

声を出すという行為、その声を自分で聴くという行為、それが脳から身体まで影響する。その結果である心身からまた声が出され、それを聴き、脳から身体へと影響が巡る。これが声の心身フィードバックの仕組みです。

フィードバックとは円環性を持つ心身の回路ですから、ひとつの方向性に回り出したら、ずっとその循環は続きます。方向性がマイナスに向けば悪い循環がどんどん進み、プラスに向けばよい循環がすべてを良くしていくのです。

ひとりでプラスとマイナスのフィードバックが起きた例

それがよくわかる一例として、稀なケースではありますが、ひとりでプラスとマイナスのフィードバックが起きたある女性のエピソードを紹介しましょう。

アメリカで十数年暮らしている日本人女性のSさんは、もともと優しい気質で、親しくない人に話しかけられるとモジモジと下を向いてほとんど話せないようなおとなしい人でした。

たまたま帰国時に研究会を手伝ってくれたときのことです。英語圏からの参加者が何名かいたので、英語が堪能な彼女が案内役をしてくれたのですが、何かの拍子に聴き慣れない声が耳に入ってきました。英語を話しているその声は低く豊か。「こんないい声の女性参加者がいたかしら？」と見に行くと、なんと声の主は、案内役のSさんでした。

Sさんは英語で英語圏の人と話すときには自信に満ちて、よく通る豊かな声で堂々と話していました。声だけでなく顔つきまで変わって、まるで別人のようです。しかし日本人の中に入ると、途端に小さくなってモジモジ。日本語は蚊の鳴くような声でボソボソと話すのでした。彼女は日本語で話すと、どうしても大きな声が出ないと言うのです。よくよく訊いてみたら、「小中学校時代にひどいいじめにあって、それを忘れるためにアメリカに行ったんです。日本語で話すと、いじめられて萎縮して、逃げ出したい自分に戻ってしまうんです」とのことでした。彼女にとって日本語は過去のトラウマを思い出させるトリガーになっていたのです。

彼女の脳には日本語スイッチと英語スイッチがあるように見えます。日本語がオンになると、声は弱々しく顔つきは無表情で暗くなり、うつむいて全身から生気がなくなります。そんな萎縮した声を聴覚が入力すると、さらにストレスホルモンが生成され、息は浅く苦しくなり、筋肉は硬直し、マイナスのフィードバックが全身を巡って話す気力すらも奪っていく。しかし英語スイッチがオンになると、フィードバックは一気にプラスに転換します。声にはしだいに芯が通り、豊かな響きが増し、それにしたがって表情も自信に満ちていきます。やがて歩く姿まで別人のように元気がみなぎっていく。それはあたかも、目に見えないエネルギーが注入され、全身を巡って変身させているかのようでした。

Sさんの場合は、言語と心理的な問題がからみあい、日本語と英語という言語のスイッチが切り替わることで正と負のフィードバックが起こるという、極端で稀な例です。ひとりで正反対のフィードバックを起こす現場を見せてくれた貴重なケースでもありました。

音楽に助けられて自分の声を見つけた例

自分の本物の声を見いだし、プラスのフィードバックが稼働して変わっていった例は枚挙に暇がないのですが、もう一例だけ紹介しましょう。

Mさんは鬱《うつ》病で大学を休学して自宅療養し、通院して治療をしていました。たまたま講座に参加したMさんのお母さんが、「娘がまったく話せなくなってしまった。また薬の量がどんどん増えて心配なので少し減らしたいが、音楽療法というのは効くのでしょうか」と終了後に相談にいらしたのです。

「音楽療法はときとして驚くほどの効果をもたらすこともありますが、まったく役に立たないこともありますよ」などと話しながら、かつて声の質を明るくしたことによって「プラスのフィードバック」が起こり、鬱病が軽減したケースを思い出し、Mさんの声を聴かせてもらうことにしました。

Mさんと会ってみたところ、自分のことよりも他人のことに心配りをして、迷惑をかけないように、人が喜んでくれるようにと頑張っている真面目で優しい女性でした。

しかしその声は痛々しいほどの作り声。自分自身がまったく出ていないのでした。鬱がひどくなると喋れなくなるというMさんは、おそらく何年も本当の自分の声を聴いていないようでした。これは声を明るくして改善するような単純なケースではなく、むしろそんなことをしたら悪化することが予想されました。

声の力を見いだし使っていくためには、録音して自分の声を客観的に聴くのが第一歩なのですが、Mさんは声がどうこうという問題ではないのです。今の自分の声を聴いたところでさらに鬱々とするだけで、得るところはありません。そもそも彼女の本物の声がどこにも出てこないのですから。

幸いにも歌が大好きだということだったので、音楽の力を借りて本来の声を取り戻してもらうことにしました。彼女といるときには好きな曲を小さな音で流し、ときおりふっと曲に気をとられる瞬間をチェックしました。そのとき、彼女は心の中で歌っていたのです。Mさんが好きな曲はお母さんの影響なのか、八〇年代の歌謡曲やフォークソングでした。

ちょっと話が逸れますが、日本で長く使われてきた音階は五音音階です。「ヨナ抜き」という言葉を聴いたことがあるでしょうか。ヨは四、ナは七、つまり四番目と七番目を抜いた音階ということなのですが、ハ長調のドレミで言うとファとシという半音の部分がなく、これはとても歌いやすい音階なのです。

日本人に限らず半音というのは出しにくい、ストレスのかかる音程です。西洋音楽の音階はいわゆるドレミファソラシの七音を使いますが、クラシック音楽の本場であるヨーロッパをはじめ世界各地で、今も土着の民族音楽には五音音階が多く使われています。日本で西洋の七音音階が使われるようになったのは明治の初期からなので、わずか一四〇年ほどしか経っていません。日本人の音感にはまだヨナ抜き音階への馴染みが残っているのでしょう。

じつは七〇〜八〇年代の歌謡曲にはこのヨナ抜き、つまり五音音階のものが多いのです。そこで、Mさんが好きな曲の中から五音音階で音域も狭い曲を選び、鼻歌のようにCDに合わせて歌ってもらうことにしました。

呟くように声を出していたMさんですが、少しずつ音程の幅を広げ、流すCDの音量を上げていくと、自然に声を出すようになりました。もちろん、「歌なんて歌えない」と落ち込んだ日もあれば、ドからレのような隣の音へのジャンプすらできなかった日もありました。

三か月ほどたつと、Mさんの声と表情に変化が表れました。自分から「これを歌いたい」

と曲を選んでくるようになり、もっと音域を広げたい、もっといい声になりたい、もっと……と。ここで音楽の心身への影響を書くことはテーマがずれるので控えますが、歌の力を借りながらMさんは声を出すことに喜びを感じるようになっていきました。その頃から、声の音色を明るくするテクニックを応用していきました。

そこでようやくレコーダーの出番です。録音を一緒に聴きながら、ときおり歌を口ずさみ、歌うように話す彼女の声はもう作り声ではありませんでした。それから少しずつ話し声にも意識を向けてもらい、自分の本物の声を見つけて聴覚に覚えさせてもらいました。

ここから先は、この本をお読みのみなさんにはもう想像できますね。

本物の声が出てくるにしたがって、Mさんの体調は上向いていきました。いつも浅くて弱かった呼吸が力強く安定するようになり、胃腸の不調に苦しんでいたのも治ってしまいました。プラスのフィードバックが始まったのです。そして一年後には大学に復帰しました。

Mさんの鬱病の原因が解消されたわけではありません。でも彼女は「自分の声」を手に入れたことで、地に足をつけて歩き出したのです。そして自分の足で歩いている限り、目の前にどんなに大きな山があろうとも、一歩また一歩と登って越えていけるという自信を手に入れました。ストレスのない毎日なんてないし、楽しいだけの人生はありません。生きていれば苦しいことのほうが多いかもしれない。それを目の前からなくすのではなく、直視する、そして逃げずにひとつひとつ対処していけばいい。それだけの力が自分にあるということを、自分の声を取り戻したMさんは知ったのでした。

「鬱のときには身体のいろいろな部分がいつもバラバラなような感じでした。目の前にはいつもグレーの霧がかかっているようでよく見えず、まわりには重苦しい壁がありました。心はどこにあるのかわからないというか、フワフワと浮いていて。でも声が変わり始めてからは、身体のバラバラがまとまり、フワフワしていた心が真ん中に落ち着いた感じ。身体の真ん中に、ちょっと押されたくらいでは倒れない芯ができたみたいです」

その後、大学を卒業して海外に留学した彼女は国際機関に就職し、途上国の子どもたちを救済する仕事を続けています。本物の声は、たとえ言葉が通じなくてもその人の真実性を伝えます。今の彼女はきっと、その声で子どもたちを力づけ、信頼を得ていることでしょう。

実例をいくつか紹介したことで、声の心身へのフィードバックの経過とその効果を理解していただけたのではないでしょうか。これは、恒常性を維持する機能に適った本物の声を出し続けていくことで、自動的に起こる心身の働きです。本物の声に全身がマッサージされるかのように、声を出すことで心身の不調が正されていきます。そこに、呼吸や姿勢の意識を加えることで、全身が自分の理想の方向へと変わっていきます。

声がどれほど多くの生命器官を使って奇跡的に出されるものであるか、そして声がどれほど脳の多くの箇所に働きかけ、内分泌系やホルモン系を刺激するのか、ということを知った読者の皆さんには、声が自分自身に与える影響力が甚大なものであるということが、決して大袈裟ではないことがおわかりいただけたのではないでしょうか。

自分自身が最高のトレーナー

最初に書いたように、世の中には「話し方」や「歌い方」のための声の出し方の本や講座はたくさんありますが、「声」そのものについての知見が得られる機会はほとんどありません。ですからこの本では、発声法や話し方などについては敢えて言及を避け、「声とは何か」ということにフォーカスしてお伝えしてきました。誰もが生まれたときから持っている声の不思議さ、素晴らしさの一端を知っていただけたのではないかと思います。

同時にいかに多くの人が、自分の心身にそぐわない声で話しているのか、それが脳をはじめ心身にどのような影響を与えているのか、ということとともに、だからこそ自分の本物の声を見いだすことがいかに大切であるかもお伝えしてきました。

声の自他への影響力を知った人は、すぐにその力を使いたくなって「ではヴォイス・トレーニングをしようかな」と思いがちです。しかし何度も書いてきたように、本物の声は、自分でしか見いだすことができません。トレーニングするようなものではなく、まず自分の脳の認識から始まるのです。

繰り返しますが、声の中枢は脳なのです。声が聴覚フィードバックによってコントロールされる間に脳で起こること、これこそが声の神秘の鍵を握っています。そこに自分の意識を正しい形で介入させることでしか、声の力を使うことはできません。それができるのは自分だけです。そしてその結果を確かめることができるのも、自分の聴覚であり脳です。あなた自身が最高のトレーナーなのです。

スピーチトレーニングやパフォーマンストレーニングは「上手に話す」ためには有効です。しかし、その声が心身の恒常性に適った本物の声でなければ、まがい物の形を整えるだけになってしまい、力を発揮することはできません。まずは本物の声という唯一無二の宝を掘り出し、定着させましょう。それからスピーチやパフォーマンステクニックを極めてはいかがでしょうか。また声を使う職業であれば、目的に合わせて負荷がかかりますから、プロのトレーナーと手を携えることでトラブルを未然に防ぎ、長く活躍できるようにしたいものです。

あなたの中には神も医師もいる

伝えたい人に思いが伝わる声、たったひとりにでも、何百人の心にも届く声、それはじつは壁を取り払った声、あなたという人間の尊厳そのものの声でもあります。

多くの人が「自分なんてなんの力もない」と思っています。それは謙遜でも美徳でもありません。人と比べるからそう思うのです。人と比べるということは、自分を「こういうもの」という枠にはめているということです。その枠は自分で作り出したものにすぎません。

私たちの脳には一〇〇〇億個のニューロンがあり、それらが繋がりあうシナプスは一六〇兆といわれています。その処理する情報量がどれほど膨大なものか、想像がつきますか？　そのごくわずかしか私たちは認識することができません。ひとりひとりの生きてきた軌跡、視覚や聴覚や味覚などによる外の世界を知覚した感覚記憶の集積、それらによって個性ができていて、そこから私たちの意識が生まれているのです。脳の処理能力から見れば意識などごくわずかなものです。そのわずかな意識に枠など作っても意味もメリットもありません。すべての物質は流れ移り変わり、常に変化するのがこの世界の本質であり、私たちの本質でもあります。ちっぽけな意識のバックには一六〇兆のシナプスが活動する、宇宙のような世界が広がっています。声はその中を駆け巡り、その世界を含んでまた声となるのです。比喩ではなく現実的な話です。

だからちっぽけな意識の枠に閉じこもらないで、いま対峙している相手に、今日出会う何人かに、あなたの声で伝え続ける。それが人間の生きている意味だと思うのです。

声で悩んだら、いや声で悩まない人にも、自分の声の録音を聴いて、自分の声をとことん見つめてほしいと思います。そうすれば自分がわかります。そしてよりよく生きていくためにはどうすればいいのか、自分自身（の脳）が解決方法を見つけてくれます。声を知ることは自分を知ることで、それを改めて脳に認識として差しだすことだからです。

「本当の声」の力で、心身の恒常性を保つ。それはさながら、あなたの中に、神や医師がいるようなものです。しかも二四時間体制で常駐しています。あなたが悩んだときに解決へと導いてくれるのは、自分自身です。あなたの脳を司令塔にして全身をめぐる治療者があなたの中にいる――薬などに頼らなくても、ドーパミンもセロトニンもβエンドルフィンも、適量を自分自身の脳が作りだしてくれるのですから。

それが声のフィードバックの魔法です。本当に何度も書きますが、「声はフィードバックして心身を正常化し、よりよく変えていく」のです。

認知症やパーキンソン病の進行を遅らせる

日本の人口に占める六五歳以上の割合は、毎年前年の数値を上回り続け、二〇一七年には過去最高の二七・七%となりました。九〇歳以上の人口は初めて二〇〇万人を突破しました。平均寿命は男性八〇・七五歳、女性八六・九九歳で世界トップクラスですが、健康寿命は男性七二歳、女性七六歳ほどです。つまり多くの高齢者が一〇年以上も病人として生活し、場合によっては寝たきりになるということです。

認知症は増加の一途で、厚生労働省は二〇二五年には六五歳以上の五人に一人、七〇〇万人を超える人々が認知症になるとの推計値を発表しました。もはや解決の糸口も見えないほど、重大な問題が目の前に立ち塞がりつつあります。高齢者の健康で暮らせる年月をのばし、認知症を予防することは喫緊の課題です。

人は加齢とともに声帯も声帯周りの筋肉も硬くなり、柔軟性が少しずつなくなっていきます。喉の老化は、声帯がうまく閉じずに空気が漏れたり、硬化した表面がざらざらになって雑音が混じったりして、しゃがれ声として表れます。

老夫婦だけの世帯や独り暮らしだと、なかなかお喋りもしなくなるものです。しかし、話す、笑うということは喉の老化予防にとても大切です。声とそれを生み出す喉、発音を作る構音機構は脳と密接に連携していますから、話したり笑ったりすることが減ると、脳への刺激も減ってしまうからです。

これまでお伝えしてきたように、発声には脳の非常に多くの機能が使われ、その声を脳が取り込むことで、さらに多くの部位が刺激されています。その中には認知機能に関わる領域も含まれているので、よく話す人のほうが認知症になりにくいという研究結果も出ています。また、赤ちゃんが大声で泣くのは、声を出すことで肺に逆圧力をかけて肺胞を機能させるためだと前に書きましたね。赤ちゃんでなくても、声を出すことは肺胞を刺激するので、肺の機能が衰えないためにもたくさん話しましょう。ときには大きな声を出しましょう。

「でも話す相手がいないし、外に出るのはおっくうで」という方には、ペットを飼うことをお勧めします。人それぞれ動物の好みはあるでしょうが、個人的には犬がお勧めです。犬は話しかけられるのが大好きで、愛情表現もオーバーすぎるほど豊かです。家の中で生活をともにすれば素晴らしい家族の一員になります。

ペットを飼っていると、人は誰でも饒舌《じょうぜつ》になりますよね。「お腹すいた？　そろそろゴハンにしようかね」「お散歩の時間だね。今日は暖かいねえ」と、まるで子どもを育てるように語りかけ、かわいらしいしぐさに微笑み、年月を経るごとにかけがえのない家族となっていきます。しかも世話のために否応なく動くことになりますし、犬を連れだす散歩は心身の健康に大いに役立ちます。脳のためにも運動は非常に大切です。

ペットを飼うメリットは運動の促進や饒舌になることだけではありません。子どもやペットに話しかけるときには自然に声が高くなるものです。それもヒステリックな高い声ではなく、優しい喜びに満ちた「あやす」声。高めの声は、硬化しつつある声帯を引っ張る筋肉を刺激します。高音域は脳に緊張と活力を与え活性化しますから、若返りのフィードバックへと心身が回り出すのです。

実際にこんな例がありました。パーキンソン病にかかり、認知機能にも不安が出てきた七〇代後半の女性の家族が、捨て犬を保護したために、その女性が世話を手伝いながら里親を探していたところ、無表情だった顔に笑顔が戻り、歩行もしっかりして病気の進行が止まったというのです。

だから「もう歳だから一〇年以上も生きるペットを飼うのは無理」なんて決めつけず、高齢者こそ自分に全幅の信頼を寄せてくれるペットを飼うといいと思うのです。動物や子ども相手の場合に出る高めの声にプラスして、前述した「明るい声」を出す方法（眉毛を少し上げる）も意識すると表情も明るく若くなっていくでしょう。

もちろん万が一、自分が病気になったときのことは考えておく必要があります。ペットの世話をしてくれる人を決めておくとか、飼えなくなった場合には新しい里親を見つけられるように、保護団体との繋がりを作っておくなど、ペットのためのセーフティネットは必ず用意しておきたいですね。

高齢者と暮らすと犬猫はとても穏やかになり、思いやりを持つそうです。これからも増え続ける老人施設では、犬猫と一緒に住めるとか、施設のコンパニオン・アニマルがいる、というふうになるといいなあと思います。動物のしぐさを見て微笑み、動物に声をかける。その声が自身の「脳から心身を刺激し活動的に」させる。その効果は全身におよび、薬よりもずっと効果的で副作用もありません。

声の力で自己イメージを書き換える

声は他者に影響を与え、さらに自分自身を変えていきます。そして、本物の声という鍵を手に入れた人は、自己実現という意味でも大きな可能性を手にしているのではないか――。私はそう考えています。

ほとんどの人は自分自身に対して漠然としたイメージを持っています。それは生まれつきではなく、幼い頃からの体験が積み重なり、思い込みとなって潜在意識に編み込まれたものです。

たとえば、身内や大切な人から「みっともない」なんて言われてショックを受けると、ずっと「自分はみっともないんだ」と思い込んでしまう。初対面の人とたまたまうまく話せないことがあったら「私は人見知りだから」「内気だから」という自己イメージを自分で自分の脳に刷り込んでしまう。マイナスの自己イメージを何十年と抱えていらっしゃる方がいると思いますが、じつはほとんどの人は多かれ少なかれそうなのだと思います。

日本人は自分の声が嫌いだという人が圧倒的に多い、そしてそれは自分への否定感、無力感と強く結びついていると述べました。声とは、じつは自己イメージをそのまま体現するものでもあるのです。

だからこそ本物の声を見いだしたなら、そしてその声の力を自分の武器としたいのならば、そうした自己イメージの書き換えを行う必要があります。

「そんなの無理。失敗ばかりの人生だった」
「モテたいけど一度もモテた経験がない」
「病弱だから、これはどうしようもない」
「生まれつきの内気だから」

じつは、自分に対してそういう認識を持っているから、そういう自分に相応しい行動や感情を「脳が選択」してしまっているのです。このことは認知心理学によって証明されています。

人間以外の動物は無駄なことをしません。五メートル先に餌（目標）があれば、最短距離でそこに向かっていきます。「餌が消えるかも」とか、「餌の前に急にライオンが現れたらどうしよう」なんて考えません。

しかし人間は「こんなことをやっていては目標にたどりつけない」「○○しなければ（あるいは○○できなかったら）目標にはたどりつけない」ということを、繰り返し子どもの頃から経験します。「○○できなければ□□してはいけない」というのは、躾《しつけ》にもよく使われますよね。社会生活のルールやモラルを身につけるために必要な場合もありますが、脳は必要か必要でないかに関係なく、経験として蓄積していくのです。

だから人間は前方に目標が見えているのに、わざわざ後ろに進んだり横に行ってみたり、グルグルと回ってみたりして、挙句の果てに反対側に進んでみたりさえするのです。しかも遠回りが癖になってしまい、目標を見失うことが目標みたいになっている。そこに哲学が生まれたりもするわけですから、良し悪しはまた別の話ですが。

要するに、「○○しないとたどりつけない」「○○しなかったからたどりつけなかった」というマイナス経験の蓄積が、グルグル遠回りをする状態を、脳が「通常」だと認識してしまっているのです。常に自分に対して否定的なイメージを持っていると、そこが心理的には常態となってしまうわけですね。人間は社会に適応するために矛盾した行動をとっているので、心理面での恒常性はときに複雑な反応をします。

タンスには素敵な服があるのに「どうせ似合わないから」とか「今は着るべきときでは

ないから」と、地味なジャージばかりを着ている。そうするといつのまにかジャージのほうが馴染んで、着ていて安心するようになってしまう。自己イメージと恒常性の関係とはこのようなものです。あなたが自分のことを「ダメ人間」だと思うと、脳はダメな人間のように振る舞わせる。脳は「馴染んだイメージ」を「恒常性にしてしまう」のです。脳はすべき仕事が多いので、なるべく多くのことを習慣にしてエネルギーを節約しようとします。

あなたの立ち居振る舞い、行動や感情も、あなたのイメージによって脳が習慣化しています。あなたがあなた自身をどうとらえているか、それがあなたが今からすることを、明日の行動を、さらにはあなたの将来をも決めています。しかしわずかの意識、認識の介入が、脳が行うことの方向性を変えることができ、それは人生の方向性をも決定的に変えていくものだと私は考えています。

とはいえ、いくらプラスのイメージを植えつけたくても、経験の足りないイメージは漠然としていますから、どうしても揺らぎます。しかし、その強力なサポートをするのが、あなたの声です。

鉛筆の上から水彩絵の具を塗っても鉛筆の線は消えません。でも油絵具やペンキを塗ったら、きれいに上塗りができます。あなたの心だけのイメージは水彩絵の具のようなもので、よほど工夫しないと上書きは難しい。でも、本物の声というペンキは見事な上書きをしてくれます。

本物の声とともに、理想の自分を思い描いてみてください。具体的に強く。それを思い描き、それに沿った行動をしようとしたとき、引きとめる自分がいませんか？「タンスにしまっておいたお気に入りの服を着るぞ」と思ったときに「どうせ似合わないよ、ジャージでいいじゃない、着慣れていて安心だし」とブレーキをかける自分。「明日のプレゼンはこんなふうに工夫してみよう」とやる気になったときに「どうせ失敗するでしょ。あがり症だし」と水をさす自分。似合わない、あがってしまうなどの、失敗の記憶と心配が習慣化したもの。それこそがマイナスの自己イメージの正体です。

ですから、本物の声を見つけ、その声で行動する。今までの自分のマイナスの蓄積に支配されない行動を選ぶ。そうすることで、あなたは自分自身の生き方を望む方向へと転換していけるのです。声・聴覚・脳のフィードバックは、その声を出し続ける限り、あなたの思うあなたへと心身を変えていき、行動の選択肢を広げていくでしょう。

前の例で紹介した小学校の先生を思い出してください。彼女は自分本来の声を見いだし、その声の影響力で子どもたちが変わっていくにしたがって、彼女の容姿までも変化させてしまいました。少々ヒステリックでマイナス思考気味だった彼女は、自他に対する声のフィードバック効果を確認しました。そのプラスの体験が刻みつけられた声によって、マイナスの自己イメージを鮮やかに書き換え、自分の理想に向けた行動を選択していったのです。

これは声の魔法であると同時に、とても単純で素朴な心身の調和術でもあるのです。

声はいつでもあなたとともに

人生のはじめから終わりまで、ずっとあなたとともにあるその声を味方にできたら、どれほど心強いことでしょう。あなた自身の恒常性に適った声は、生涯あなたの味方であり続けるでしょう。そのためには継続が大切です。

スポーツ選手は練習をすればするほど、無駄がなく最大の効果を上げる動きが身につき、次にどう身体を使えばいいのかが自然にわかるようになります。いくら理論書を読んでも、脳と身体に憶えさせないことには上達することはできません。声も同じです。その力を使いこなすためには、続けていくことが不可欠です。

声をどう自分の味方につけていくかは、人それぞれ境遇も個性も違いますから、さまざまだと思います。でも、ただひとつ確信を持って言えることがあります。

「幸せとは、どんな場所にいても、どんな状態にあっても、自分自身でいられること」

自分の本物の声を持っている人は、決して自分自身を見失うことがありません。どこにいようとも地に足をつけて立ち、そこを自分の居場所にできてしまう。何が起ころうとも、どんな失敗をしようとも、それらを糧とし、自分の人生を生き切ることができるのではないでしょうか。

自分自身の声と真摯に向き合うことは、今までに気づかなかった自分と向き合うことです。あなたの過去と現在、そして未来にも向き合うことです。それは今までアクセスしてこなかった新しい感覚の扉を開けるにも等しく、さまざまな発見が、あなたの意識の幅を広げることでしょう。その先に出会う「本物の声」は、あなたの強い味方となってともに歩み、必ずこれからの人生を充実させてくれることでしょう。

おわりに

子どもの頃、一日はとても長いものでした。学校から帰ると虫やカエルを捕まえ、石をみつけては割り（石の中を見るのが好き）、それから数時間のピアノのレッスン。途中で夕食をとり、残りの練習を終えて、晴れていれば月と星を眺め、締めくくりはベッドに潜り込んで本を必ず一冊。今思うと何と充実した毎日だったことでしょう。休みの日には存分に犬と遊び、ジュウシマツの歌（オスはそれぞれ独自の歌を作曲するのです）を記譜し、花粉や田んぼの水を顕微鏡で観て、石もさらにたくさん割りました。

その頃の平日に読んでいたのはもっぱら日本と外国の小説でしたが、日曜日にはそこにSFが加わりました。ある日、その中にSFではない『ロウソクの科学』という本が紛れ込んでいました。一九世紀半ばにマイケル・ファラデーが英国王立研究所のクリスマス・レクチャーで連続講演した内容をまとめたものです。ちなみに「クリスマス・レクチャー」

とは青少年を対象とする科学講座で、一八二五年から現在にいたるまで続いています。当時の最高の学者たちによる実験を伴ったレクチャーに、目を輝かせて見入った子どもたちの中から、どれほど多くの科学者が育ったことでしょうか。

ともあれ、『ロウソクの科学』は私が生まれる一〇〇年以上も前に出版されたというのに、まさに目から鱗が落ち続け、視界を広げてくれるような本でした。ロウソクの歴史と材料から物理・化学的な現象までも解き明かす話の面白いこと。まるで目の前で実験を見ているかのようでした。ファラデーはロウソクから「科学のさまざまな分野への多様な道筋」と「宇宙のすべてを支配する諸法則」を教えてくれたのです。ちょうどリアリティのない小説に飽き始めていた頃でもあり、何度も繰り返し読み、そのたびに頭が脱皮していくような、あのときの気持ちは今も忘れられません。そのとき以来、ものごとを『ロウソクの科学』的に考えることが、私の密かな楽しみになりました。

それから間もなく、小学六年生のときに自転車で道路を横断中、濡れたマンホールの蓋で滑って転び、自転車ごとトラックの前に横滑りしてしまったことがありました。通行人の悲鳴が聞こえ、「あ、死ぬんだな」と思った瞬間、迫ってくるトラックがコマ送りのようにゆっくりになりました。車体とタイヤと道路の隙間がよく見えたので、そこに滑り込んで反対側に出たところ、手をすりむいただけで自転車も無傷でした。近くにいた大人は「トラックをすり抜けた」と驚いていましたが、透明人間じゃあるまいし、そんなことはあり得ません。突然コマ送りになったのは、そのときだけ私の脳が情報の処理を数倍早めたのだと思います。しょせん六年生でしたから、言語化はうまくできなかったけれど、「脳の無意識領域で起こることの不思議」を、身をもって体験した出来事でした。

さて、この『声のサイエンス』は最初に書いたように、さまざまな分野から「声という音」を解き明かしたものです。「声」という身近なものがじつは奇跡のように素晴らしいものであること、「声」が脳によって作られ、脳に引き起こす影響が人も自分も社会も変えていくということの一端を知っていただけましたでしょうか。そして「声」を興味深いものだと、もっと言うなら「愛しいもの」だと思っていただけたら、なにより嬉しく思います。

「ロウソクの科学」の序文に、こんなことが書いてあります（少し端折ります）。

「火を使ってきた何百万もの人たちの中で、何人かは火の不思議について考えたでしょう。たぶん何人かは真実に近づいたかもしれません。（中略）一つの原子からもう一つの原子へ、一つの結合からもう一つの結合へと、推論の鎖はつくられていきました。つくりかたが少しせっかちだった鎖、あるいは少し弱かった鎖は切れ、よりよいものにおきかえられました」

声そのものについての研究が非常に少ない中で、火ならぬ声の不思議にとりつかれ、何十年かをかけて、ひとつひとつの知識を結合させて推論を積み上げたり破棄したりしてきました。今はやっと少し真実に近づけたかな、という思いがあります。しかし脳や身体の奥深くで起こることの解明は、まだ道半ばです。少しせっかちだったり弱かったりする鎖が、より強く確実なものになっていくよう、これからも調査研究を続けますし、不足していた鎖を見つけ出す方が増えてくださるといいなあと思います。

ファラデーは「ロウソクは自分自身で輝くから、どんな大きなダイヤよりも美しい」と言いました。それに準《なずら》えるなら、声は自分自身を使って出され、それが自分自身を輝かせていくものです。まさしく人生の炎が燃え尽きるときまで。それは何にも代えがたい宝物だろうと思います。

生物や植物や星への憧れをかきたて、そこに流れる法則を知る喜びを教えてくれたのは、子ども時代を過ごした長野県の豊かな自然でした。その中で、音という見えないものを紡ぎ出し、分析する環境を、ピアノを通して与えてくれた両親に感謝を捧げたいと思います。

そして、いつも宇宙から生命にいたる神秘を共有してくれ、声についての話も嫌がることなく面白がって聞いてくれた夫の森達也にも心からの感謝を。

原稿を読み込み、常に的確なアドヴァイスをしてくださった編集の田中遼さん、ありがとうございました。そうそう、田中さんはこの企画が立ち上がって一年ほど経った頃、姿勢に変化が出て、いつのまにか説得力のあるオーセンティック・ヴォイスを手に入れておられました。

そして最後の最後に、今まで耳に入ってきていろいろなことを教えてくれた、たくさんの人と動物の声たち、本当にありがとう。

二〇一八年三月

山﨑広子

イラスト　福田玲子
校閲　福田光一
ＤＴＰ　角谷　剛

山﨑広子　やまざき・ひろこ
音楽・音声ジャーナリスト。
「音・人・心 研究所」理事。日本音楽知覚認知学会所属。
国立音楽大学卒業後、複数の大学で心理学および音声学を学び、
認知心理学をベースに人間の心身への音声の影響を研究している。
学校教材の執筆も多く手がけ、
NPO法人「ミュージックソムリエ協会」では音楽心理学の講師を務める。
2017年にNHKラジオ第2放送「こころをよむ 人生を変える声の力」に
講師として出演。
著書に『8割の人は自分の声が嫌い――心に届く声、伝わる声』
（角川新書）がある。

NHK出版新書 548

声のサイエンス
あの人の声は、なぜ心を揺さぶるのか

2018（平成30）年4月10日　第1刷発行

著者　山﨑広子　
発行者　森永公紀
発行所　NHK出版
〒150-8081東京都渋谷区宇田川町41-1
電話（0570）002-247（編集）（0570）000-321（注文）
http://www.nhk-book.co.jp（ホームページ）
振替 00110-1-49701

ブックデザイン　albireo

印刷　啓文堂・近代美術
製本　二葉製本

Printed in Japan ISBN978-4-14-088548-2 C0211

NHK出版新書好評既刊

508
新・敬語論
なぜ「乱れる」のか
井上史雄
上下関係を表すための「敬語」が、配慮し合うためのことばに変わったのはなぜか。現代の社会構造と人間関係の変化から読み解く。

509
総力取材!
トランプ政権と日本
NHK取材班
アメリカはどう変わるのか? トランプ現象は世界に飛び火するのか? そして、日米関係のゆくえは? 新政権のゆくえを徹底取材した決定版!

510
セックスと超高齢社会
「老後の性」と向き合う
坂爪真吾
単身高齢者600万人、シニア婚活の実態、介護現場での問題行動、高齢者向け性産業……。超高齢時代の「性」の問題に個人・社会の両面から挑む。

511
人工知能の核心
羽生善治
NHKスペシャル取材班
結局のところ、人工知能とはなんなのか。国内外の人工知能研究のトップランナーへの取材をもとに、天才・羽生善治が、その核心にずばり迫る一冊。

512
大避難 何が生死を分けるのか
スーパー台風から南海トラフ地震まで
島川英介
NHKスペシャル取材班
徹底取材とシミュレーションが明かす、都市を襲う破局のシナリオとは!? 巨大化する台風・地震・津波からの「大避難」の可能性を探る。

513
人類の未来
AI、経済、民主主義
ノーム・チョムスキーほか
吉成真由美
インタビュー・編
国際情勢からAI、気候問題、都市とライフスタイルの未来像まで。海外の超一流知性にズバリ斬り込み、確たるビジョンを示す大興奮の一冊。

NHK出版新書好評既刊

冷戦とクラシック
音楽家たちの知られざる闘い
中川右介
カラヤン、バーンスタイン、ムラヴィンスキー……。音楽にも国境があった時代、指揮棒を手にした「戦士」がいた。もうひとつの戦後史を克明に描く。
521

「エイジノミクス」で日本は蘇る
高齢社会の成長戦略
吉川 洋・八田達夫 編著
高齢化は日本にとって難題だが、対応するイノベーションが起きれば需要もGDPもまだ伸びる！マクロ・ミクロの両大家による、明るい未来展望。
522

子どもの脳を傷つける親たち
友田明美
マルトリートメント（不適切な養育）によって傷つく子どもの脳、阻害されるこころの発達。脳科学の視点から小児精神科医が警鐘を鳴らす。
523

「あなた」という商品を高く売る方法
キャリア戦略をマーケティングから考える
永井孝尚
転職や昇進などキャリアアップの方法を、さまざまなマーケティング手法から、わかりやすく解説。本書を読めば「あなた」の市場価値は10倍になる！
524

外国人労働者をどう受け入れるか
「安い労働力」から「戦力」へ
NHK取材班
外国人の労働力なくしては、もはや日本の産業は立ち行かない。現代日本のいびつな労働構造を乗り越え、「共存」の道筋を示す。
525

富裕層のバレない脱税
「タックスヘイブン」から「脱税支援業者」まで
佐藤弘幸
富める者ほど払わない——マルサを超える最強部隊と呼ばれる元国税局資料調《リョウチョウ》査課の著者が、富裕層のあらゆる脱税の手口を白日のもとにさらす！
526

NHK出版新書好評既刊

がん治療革命の衝撃
プレシジョン・メディシンとは何か

NHKスペシャル取材班

進行がんの患者の余命を五年以上に延ばせる時代が来た。遺伝子解析でがんを叩く〝革命的〟治療とは? 大反響を得たNHKスペシャルの出版化。

527

23区大逆転

池田利道

都心の圧勝はいつまで続くのか。コスパ抜群の台東区・江東区、伸び代が大きい足立区・北区など、最新のデータから「次の勝者」を読み解く。

528

〈女帝〉の日本史

原 武史

神功皇后、持統天皇、北条政子、淀殿……女性権力者の知られざる系譜を明らかにする。東アジア諸国との比較を通して日本をとらえ直す野心作!

529

シリーズ・企業トップが学ぶリベラルアーツ
世界は四大文明でできている

橋爪大三郎

「キリスト教文明」「イスラム文明」「ヒンドゥー文明」「中国・儒教文明」。世界を動かす四大文明の内実とは? 有名企業の幹部に向けた白熱講義!

530

いのちと味覚
「さ、めしあがれ」「イタダキマス」

辰巳芳子

いのちと味覚は不即不離。「生きていきやすく食べる」ための心得を、「畏れ」「感応力」「直感力」「いざのときを迎え撃つ」「優しさ」の五つの指標から説く。

531

藤井聡太 天才はいかに生まれたか

松本博文

史上最年少棋士にして、歴代最多連勝記録を更新した、恐るべき天才。本人や親族から棋士・関係者まで、豊富な証言からその全貌に迫る。

532

NHK出版新書好評既刊

ニッポン宇宙開発秘史
元祖鳥人間から民間ロケットへ
的川泰宣
笑いあり涙ありの舞台裏をまじえて、宇宙開発の全容をこの一冊に凝縮。逆境と克服の歴史を辿ると、日本の真の力と今後の行く末が見えてくる！
533

人工知能の「最適解」と人間の選択
NHKスペシャル取材班
人工知能がいよいよ研究室を飛び出した。電王戦にはじまり、職場、法廷、そして政治の世界まで。徹底取材を基に人工知能との共存の道を探る。
534

シリーズ・企業トップが学ぶリベラルアーツ
宗教国家アメリカのふしぎな論理
森本あんり
歴史をさかのぼり、トランプ現象やポピュリズム蔓延の背景に鋭く迫る。ニュース解説では決して見えてこない、大国アメリカの深層とは？
535

西郷隆盛 維新150年目の真実
家近良樹
知的でエレガント、この上なく男前だが涙もろく神経質でストレスに悩む――西郷研究の第一人者が調べ上げて描く、日本史上最大のカリスマ、その真の姿。
536

北朝鮮はいま、何を考えているのか
平岩俊司
迫りくる核戦争の危機。世界は、北朝鮮の暴走を止められるか。謎に包まれた指導者・金正恩の魂胆を暴く。緊急出版！
537

大人のための言い換え力
石黒 圭
メール・日常会話からビジネス分野まで、大人の日本語の悩みを解決する、一生モノの「言い換え」の技術・発想を身につける10の方法を伝授。
538

NHK出版新書好評既刊

世にも奇妙なニッポンのお笑い
チャド・マレーン
「ツッコミ」も「ひな壇トーク」も日本ならでは？ 笑いの翻訳はなぜ難しい？ 苦節20年の外国人漫才師が、日本のお笑いの特質をしゃべり倒す！
539

生きものは円柱形
本川達雄
ミミズもナマコもゾウの鼻も、いやいや私たちの指や血管だって――。なぜ自然界にはかくも円柱形が溢れているのか？ 大胆に本質へと迫る、おどろきの生物学。
540

絶滅の人類史
なぜ「私たち」が生き延びたのか
更科 功
ホモ・サピエンスは他の人類のいいとこ取りをしながら生き延びた!? 人類史の謎に、最新の研究成果をもとに迫った、興奮の一冊。
541

マインド・ザ・ギャップ！
日本とイギリスの〈すきま〉
コリン・ジョイス
日本とイギリスを行き来する英国人記者が、二つの国の食、言語、文化、歴史などを縦横無尽に比較しながら綴る、知的かつユーモラスな「日英論」。
542

シリーズ・企業トップが学ぶリベラルアーツ
「五箇条の誓文」で解く日本史
片山杜秀
「五箇条の誓文」を切り口に、江戸から明治、平成にかけての問題点を明快に説く。有名企業幹部が学ぶ白熱講義を新書化！
543

ダントツ企業
「超高収益」を生む、7つの物語
宮永博史
セブン銀行、アイリスオーヤマ、中央タクシー――不況でも「超高収益」を生み続ける会社に注目し、「儲かる仕組み」を明快に解説する！
544

NHK出版新書好評既刊